U0248928

SELF IN RELATION

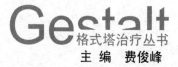

格式塔治疗丛书

主编 费俊峰

关系中的自体

Self in Relation

〔英〕彼得·菲利普森 (Peter Philippson) 著

胡 丹 译

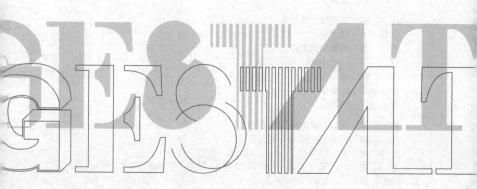

南京大学出版社

Self in Relation

© 2001 Peter Philippson

Simplified Chinese Edition Copyright © 2021 by NJUP

All rights reserved.

江苏省版权局著作权合同登记 图字：10-2019-030 号

图书在版编目（CIP）数据

关系中的自体 /（英）彼得·菲利普森
(Peter Philippson)著；胡丹译.—南京：南京大学
出版社，2021.1(2022.12 重印)
（格式塔治疗丛书 / 费俊峰主编）
书名原文：Self in Relation
ISBN 978-7-305-23266-4

Ⅰ.①关… Ⅱ.①彼…②胡… Ⅲ.①完形心理学-
精神疗法 Ⅳ.①R749.055

中国版本图书馆 CIP 数据核字(2020)第 079718 号

出版发行　南京大学出版社
社　　址　南京市汉口路 22 号　　邮　编 210093
网　　址　http://www.NjupCo.com
出版人　金鑫荣

丛 书 名　格式塔治疗丛书
丛书主编　费俊峰
书　　名　关系中的自体
著　　者　[英] 彼得·菲利普森
译　　者　胡 丹
责任编辑　陈蕴敏
封面设计　冯晓哲

照　　排　南京紫藤制版印务中心
印　　刷　江苏苏中印刷有限公司
开　　本　920×1194　1/32　印张 8.5　字数 195 千
版　　次　2021 年 1 月第 1 版　2022 年 12 月第 2 次印刷
ISBN　978-7-305-23266-4
定　　价　88.00 元

网　　址　http://www.njupco.com
官方微博　http://weibo.com/njupco
官方微信　njupress
销售咨询　(025)83594756

＊ 版权所有，侵权必究
＊ 凡购买南大版图书，如有印装质量问题，请与所购
　图书销售部门联系调换

格式塔治疗，存在之方式

[德] 维尔纳·吉尔

我是维尔纳·吉尔（Werner Gill），是一名在中国做格式塔治疗的培训师，也是德国维尔茨堡整合格式塔治疗学院（Institute für Integrative Gestalttherapie Würzburg‐IGW）院长。

我学习、教授和实践格式塔治疗已三十年有余。但是我的"初恋"是精神分析。

二者之间有何相似性与区别？

格式塔治疗的创始人弗里茨和罗拉，都是开始于精神分析。他们提出了一个令人惊讶的观点：在即刻、直接、接触和创造中生活与工作。

此时此地的我汝关系。

不仅仅是考古式地通过理解生活史来探索因果关系，而且是关注当下、活力和具体行动。

成长、发展和治疗，这是接触和吸收的功能，而不仅仅是内省的功能。

在对我和场的充分觉察中体验、理解和行动，皮尔斯夫妇尊崇这三者联结中的现实原则。

格式塔治疗是一种和来访者及病人在不同的场中工作的方式，也是一种不以探讨对错为使命的存在方式。

现在，我们很荣幸可以为一些格式塔治疗书籍的中译本的出版提供帮助，以便广大同行直接获取。

让我们抓住机会迎接挑战。

祝好运。

（吴艳敏　译）

"格式塔治疗丛书" 序二
初　心

施琪嘉

　　皮尔斯的样子看上去很粗犷，他早年就是一个不拘泥于小节的问题孩子，后来学医，学戏剧，学精神分析，学哲学。现在看来，这些都是为他后来发展出来的格式塔心理治疗准备的。

　　他满心欢喜地写了精神分析的论文，在大会上遇见弗洛伊德，希望得到肯定和接受。然而，他失望了，因为弗洛伊德对他的论文反应冷淡。据说，这是他离开精神分析的原因。

　　从皮尔斯留下来的录像中可以看出，他的治疗充满激情，在美丽而神经质的女病人面前大口吸烟，思路却异常敏捷，一路紧追其后地觉察、提问。当病人癫狂发作大吼大叫并且打人毁物时，他安然坐在椅子上，适时伸手摸摸病人的手，轻轻地说，够啦，病人像听到魔咒一样安静下来。

　　去年全美心理变革大会上，年过九十的波尔斯特（Erving Polster）做大会发言，一名女性治疗师作为咨客上台演示。她描述了她的神经症症状，波尔斯特说，我年纪大了，听不清楚，请您到我耳边把刚才讲的再说一遍。于是那个治疗师伏在波尔斯特耳边用耳语重复了一遍。波尔斯特又说，我想请您把刚才对我说的话唱出来，那个治疗师愣了一会儿，居然当着全场数千人的面把她想说的话唱了出来。大家看见，短短十几分钟内，那个治疗师的神采出现了巨大的改变。

波尔斯特是皮尔斯同辈人，那一代前辈仍健在的已经寥寥无几，波尔斯特到九十岁，仍然在展示格式塔心理治疗中创造性的无处不在。

格式塔心理治疗结合了格式塔心理学、现象学、存在主义哲学、精神分析、场理论等学派，成为临床上极其灵活、实用和具有存在感的一个流派。

本人在临床上印象最深的一次格式塔心理治疗情景为，一名十五岁女孩因父亲严苛责骂而惊恐发作，经常处于恐惧、发抖、蜷缩的小女孩状态中，我请她在父亲面前把她的恐惧喊出来，她成功地在父亲面前大吼出来。后来她考上了音乐学院，成为一名歌唱专业的学生。

格式塔心理治疗培训之初重点学习的一个概念是觉察，一个人在觉察力提高后，就像热力催开的水一样，具有无穷的能量。最大的能量来自内心的那份初心，所以格式塔心理治疗让人回到原初，让事物回归真本，让万物富有意义，从而获得顿悟。

中国格式塔心理治疗经过超过八年的中德合作项目，以南京、福州作为基地，分别培养出了六届和四届总计近两百人的队伍，我们任重而道远啊！

2018 年 5 月 30 日

中文版序

两年前的夏天，在德国格式塔治疗学院举办的奥地利夏季集中培训上，我与中国的格式塔治疗师团队一起工作，今年夏天同样如此。这是一次真正的探索与发现。参与者们认真的研究精神打动了我，在不同的语言和文化背景下，我们找到了一种相遇的方式，这让我很开心。两次工作坊为我打开了了解中国格式塔心理治疗社群的窗口，我也希望基于早期著作和自体的关系理论，为参与者打开了解我的格式塔治疗取向的窗口。

通过胡丹亲切的翻译、费俊峰副教授的主编，以及南京大学出版社的共同努力，现在我们有了《关系中的自体》这本书的中文版。这是为不同语言和文化搭建的另一座桥梁。在我看来这个翻译工作非常复杂，胡丹上过我的课，我很高兴是她来翻译。

我希望我对中国哲学，特别是道家文化的兴趣能让她的任务变得简单一些。格式塔治疗吸收了很多这种看待世界的观点，尤其是通过德国作家西格蒙德·弗里德伦德尔（Sigmund Friedlaender）的著作。在我看来，他的创造性无极原则直接源于《道德经》和阴阳法则。格式塔治疗的大多数观点是对精神分析观点的修改，弗里茨·皮尔斯（Fritz Perls）更新了弗里德伦德尔"治疗性节制"的观点，认为我们生活中的两极分化会在一个"零点"合并，治疗师的任务是以创造性无极的方式站在这一点，看看两极是如何保持的。

有个很好的例子，在父母比较严格的家庭中，孩子们会出现两极分化：一个"好孩子"，一个"坏孩子"。好孩子看着坏孩子受到的所有惩罚说："我不想这样。"坏孩子看着好孩子失去了自发性和自由，也说："我不想这样。"每一极都由另一极支撑，而在"零点"，父母和孩子之间则没有愉快的自发行为产生。

我希望你喜欢这本书，并在个人、专业或哲学方面收获一些东西。再次感谢所有参与中文版出版的人。

彼得·菲利普森
英国曼彻斯特
2019 年 8 月 19 日

目 录

序

　　这本书的特殊性，也是可能吸引格式塔治疗师的地方在于，它将一位聪明而有思想的贡献者的成熟观点，应用于理论海洋的持续辩论之中。它极大地受益于皮尔斯、赫弗莱恩（Hefferline）和古德曼（Goodman）的独创性文字——他们的著作《格式塔治疗》（*Gestalt Therapy*），受益于皮尔斯的独创性著作，并不打算取而代之或是将其打入冷宫。但是，这本书不是对埃尔温·波尔斯特、米丽娅姆·波尔斯特（Erving and Miriam Polster）和乔·拉特纳（Joel Latner）的理论传统的基本介绍，也不是就格式塔治疗概念基础的某些突出论点进行扩展，尽管它将注意力转向了"场"（field）的概念和场取向的各个分支。某种程度上，这是一个人对这一理论，以及近年来围绕该理论的发展的解读。

　　如作者所说，这本书的主旨是这样的："从格式塔治疗最初的哲学原则到它在具体心理治疗方法中的表达方式，我［在］这里呈现我自己的格式塔地图。这……尤其适合格式塔治疗师，他们希望了解我在格式塔理论各方面的立场。我也热切地鼓励其他人制作自己的'地图'，来展示对他们来说，这一理论是如何联系在一起的。"（p. 217）

　　作者的地图覆盖范围很广泛。他论述了各式各样的话题：格

1

式塔疗法与建构主义（constructivism）和人本主义心理学（Humanistic Psychology）的区别；自体的关系式观点；与系统截然不同的场；未分化状态转向稳定结构的脉动；可预测性和复杂性；创造性调整（creative adjustment）；接触中断；性虐待；对话；不同话题中的团体本质与过程；等等。他的兴趣范围很广。

每个理论家都是基于自己的经验，因此也是根据自己的偏好来写作的。我认为，作者的观点倾向于一种对关系中自体的深刻建构。他的观点很像弗里茨·皮尔斯的观点，也接近皮尔斯的个人风格。在他对对话的分析、对场的看法、对团体的思考，以及接待来访者时对自体的临床运用中，这种倾向表现得最为明显。他有意地避开那个放弃治疗师独立性、尽量与来访者融合的共情性调谐（empathic attunement）。为了促进有效对话，他让自己成为一个强劲的"他者"，请来访者与之建立联系，有时他是一个有吸引力或好奇的他者，有时当来访者太快或太武断地想要融合时，他是一个让人感到挫败的他者。

他关注场中的混沌、无序、不可预测性与有序、稳定性、规律性的辩证关系。在这出对手戏中，他所采取的策略是同时加强双方，这正是他的特别偏好。因此，在对团体的关注中，他青睐"街区"（street）的构想，这让城市枯燥无味生活中的无序有机会形成关系的模式和舞蹈。他对接触中断的特定描述——对我来说太有普遍性了——也遵循了这种辩证法。

通过他对自己临床工作方式的讨论，包括对个案的综合描述，可以看出他擅长保持做一个生动、直接、独特的个体，向来访者提出挑战。反过来，来访者需要创造他们自己的自体形式，与这个咨询师进行连接，而后者清晰地表达了自己是一个独立的他者。如果对个体性的偏爱超过群体，那会有点不同，因此而产生的是一个丰富有趣的个体和一个有深刻可能性的——如果是临时的——群体。

　　不管是否同意书中的观点，格式塔治疗师都会在阅读这本书中大大获益，并在这一过程中发现自己的偏好和倾向性。也许他们自己的"地图"会变得更清晰。不管怎样，他们都会发现投入其中的精力是值得的。

　　　　　　菲利普·利希滕伯格（Philip Lichtenberg）

　　　　　　宾夕法尼亚州，布林莫尔（Bryn Mawr）

　　　　　　2001 年 7 月 30 日

致　谢

这本书产生于一个丰富的场，它由那些影响了我自己格式塔发展的人、那些支持和挑战我的人构成。我想列举其中的一些（无论如何都无法列出所有的）名字。当然，这不意味着他们会同意我所有的结论。

首先，我想感谢彼特鲁斯卡·克拉克森（Petruska Clarkson），她是我的第一位培训师，带我进入格式塔培训领域，那时我还是一个精疲力竭的哲学学者，想要停止思考，开始去感受。在她的榜样作用和鼓励下，我发现我可以既思考又①感受！我也感激她的支持，让我找到自己的格式塔治疗取向，并接受我的方法可能跟她的有所不同。

我向约翰·伯纳德·哈里斯（John Bernard Harris）致以我深深的爱与感激，他是曼彻斯特格式塔中心（Manchester Gestalt Center）共同创立者，曾经也是一位哲学学者。我们从 1985 年开始一起工作，那时我们共同带领一个为长期遭受痛苦的人而设置的治疗团体，我们为彼此的观点和理论提供了决策与支持。他也阅读了本书的手稿并提出了详细的意见。

我还得到了曼彻斯特格式塔中心其他成员的大力支持：雪

---

① 原文表强调的斜体中译对应以楷体。——译注（本书未标明"译注"的注释皆为原注。）

莉·萨默斯和格雷姆·萨默斯（Shirley and Graeme Summers），以及伊丽莎白·杰克逊（Elizabeth Jackson）。

在思考和写作的过程中，我与一些格式塔学者保持通信联系，我想特别提到两位。亨特·博蒙特（Hunter Beaumont）诚实且无惧地对待来访者，他关于"脆弱的自体过程"（fragile self process）的思考对我产生了很大影响。对于我和其他进行理论写作的格式塔学者，加里·扬特夫（Gary Yontef）从不吝惜他的反馈。他在格式塔基础理论上的理解和支持，以及他整合其他治疗取向却从不动摇格式塔根基的意愿，都给了我很大的启发。

感谢格式塔期刊社乔·怀桑（Joe Wysong）对本书的大力支持和鼓励。

这里应该提到荣格分析师、埃里克森催眠治疗师和心理生物学研究者欧内斯特·罗西（［Ernest Rossi）也是弗里茨·皮尔斯团体治疗的早期参与者），他的"极简主义"（minimalist）催眠疗法对我的工作产生了难以言表的影响。

感谢书中所引用信件的来访者，以及所有其他的来访者，在我重新发现格式塔治疗的旅途中，他们一直陪伴着我。

最后，也是最重要的，感谢我的妻子玛丽（Mary），以及我的儿子杰弗里（Jeffrey）和罗伯特（Robert），当我的思绪飘在空中时，是他们让我扎根在地上，而且（大多情况下）容忍四年来我对这本书的全神贯注。在陪伴我的孩子的那个阶段，我读了许多关于婴儿发展的书，也为这个主题增加了一个全新的维度。作为一名医生（和曼彻斯特格式塔中心医学总监），玛丽提供了她的医学知识，以及关怀和支持。

彼得·菲利普森
1999 年 12 月

第一章
引言——我是谁？

人类的一个显著特点，是我们有能力探寻那些关乎存在的问题："我是谁？我是什么？""我如何知我所知？""生命有意义吗？""造物者存在吗？""什么是生活？"人们从宗教、哲学、文化及科学层面做出了各种解答。而以不同答案之名，人们发动圣战，生活在苦与乐之间，把他人当作灵魂伴侣、敌人，或是难以理解的存在。我们尝试剖析生命和物质的结构，冒着自身毁灭的危险寻求着答案。

这本书采用了特殊的视角探讨"我"。概括而言，我将之作为"自体"（self）概念和自体体验（self-experience）改变的基础体验，是我与生活于其中的世界、与他者性（otherness）的各种接触，而不是"内在"体验。简单来说，我如这般体验着自己：我凝视阳光透过窗户，我热爱家庭，我在电脑上打字。我的关注点在窗户、家庭或电脑上，而不在凝视、热爱或想要打字上。当我从电脑转向我的儿子时，我的自体体验变了，他的也变了。

当我们这样考虑自体时，它的基本特征是流动的和关系式的。"内在"自体，其特征是稳定性和独立性，那么问题来了："自体如何变化？""如何与世界联系？"而对于关系式自体的问题是："自体如何稳定它自己？"

最常思考"我是谁"这个问题的有哲学家、宗教人士、精神治疗师或各个流派的心理治疗师。本书选择以下两个视角来尝试这项艰巨的工作：哲学和心理治疗。我希望那些主要对格式塔取向的治疗方面感兴趣的人，会发现我们在治疗中所采用的哲学也很有趣，并使治疗更加清晰易懂；那些主要对哲学感兴趣的人，通过对治疗意义的讨论会更清晰地理解哲学。

本书的末尾（第十四章）附上了我所说的格式塔治疗的地图。我发现这样的地图可以描绘出不同概念（比如对话、实验、图形-背景、觉察）之间的内在联系，避免只把治疗方法当成一个零碎又片段化的"工具包"。对于格式塔治疗原本已有兴趣的人们来说，先读一读这一章可能会有用处，它是我的格式塔治疗取向的简要概括。不过，那是我在书中所提出视点的简化版本。

自体哲学的快速简要总览

哲学家采用了多种多样的方式探索自体。柏拉图将"自体"视为身体以外的一种"本质"的存在，正如他认为"红色"的本质区别于单个红色的球而存在。这种研究取向被称为二元论，就是说存在具有两种形式：自体/心智/精神，以及身体。它给问题提供了一个简易方法论，或明显或含蓄地被"常识"所理解并被各种宗教教义采用了。可是当我们问及"心智如何影响身体"的时候，问题的复杂性就出现了。本书中，我尝试致力于通过非二元性的研究取向来理解自体，而不是去向还原论的另一极（见下文）。

笛卡尔同样认为心智/自体是单独存在的，实际上，他认为这种存在甚至比物质世界的存在更加确定。我所见之物质世界可能是个幻觉，而即便是在"怀疑"这个行为之中，我也能确认我的存在："我思故我在。"遗憾的是，这是一种循环论证，起始于假定有一个行动者（"我"[I]）去思考或质疑，然后再用这个假设去证明行动者的存在（后面我们会有不同于此且更有效的循环论证）。

休谟认为"我"只有在体验之流中才得以存在。我们无法直接觉察到拥有这些体验的单独的自体。格式塔治疗也支持此一说法。

存在主义哲学家（比如萨特和克尔凯郭尔）想要避开柏拉图的二元论，他们强调把生存和死亡的体验放在首位。这种对体验的强调是格式塔治疗的基础之一。

还原论哲学家把"心智"和"自体"理解为生理性头脑事件，具有自己的特点，但对其更好的理解依赖于对大脑更多的了解。我并不认同这种假设，即认为如觉察这样较为复杂过程的规则衍生于基本过程的规则，比如神经递质（neuro-transmitters）的化学作用。后面我会说明现代科学并不这样认为。

东方智者（比如老子和乔达摩·悉达多）把"自我"（ego）看作只会带来苦难的幻象。通过冥想，我们可以超越自我。这种哲学观对格式塔取向具有深刻的影响。

被称为心理治疗师的实践主义哲学家们也同样面对关于自体的问题："一个人如何成为他所是的那个人？""什么样是心理健康或是生病了，它们是怎样发生的？""要把来访者带入健康的状态，或是以不同的方式体验他们自己，对治疗师有哪些要求？"

弗洛伊德和精神分析师们把自体看作通过一系列发展阶段而不断成长的人的内部结构，会被不好的养育干扰。弗洛伊德的目标是回到病人身上去发现和解读这是如何发生的。精神分析的研究者们，尤其是马勒（Mahler），致力于寻找这所涉及的精确发展阶段，以及这些阶段未完成意味着什么。一些新弗洛伊德主义者如赖希（Reich）则认为，不如与干扰的生理过程进行工作，进而还原自体的完整功能。其他人如科胡特（Kohut）认为，治疗师需要提供一种来访者从未经历过的养育体验。荣格（Jung）强调个体浮现于神话和作为整体的人类过程，并与之连接。分析疗法和格式塔治疗都更强调探索，而不是解决一个"问题"。不过我所理解的格式塔治疗，并不会在过去或是退行中去寻找解决方案。

行为主义者们（比如斯金纳［Skinner］）认为自体活动只是对刺激物的反射性反应。他们想要避免处理"形而上学"的概念，并将治疗师的角色理解为提供刺激者，而研究表明刺激会产生所要求的反应。现如今，严格意义上的行为主义者其实已经很少了。格式塔治疗认同行为主义取向对来访者的可观察行为的重视，但不会断言这就是全部。

人本主义治疗师（比如马斯洛［Maslow］）把治疗定义为重新发现"真实（内在）自体"，这条路走得艰难曲折，但他们没有成为完全的二元论者。不过，他们和格式塔治疗都重视来访者和治疗师之间面对面的关系。

一些精神科医生遵从还原论的模型，认为影响自体功能运作（self-fuctioning）的最好方法是治疗生理问题如神经递质等，这样的药物治疗是可控的。其他的精神科医生则对心理治疗更加开放，认为它是一种医疗辅助方法。

现代科学

哲学家、心理治疗师和宗教思想家都认为我们目前处境尴尬。人类钻研物质结构,过去看起来简单而稳定的逐渐变得复杂而深奥。鉴于科学中相对论和量子理论的发展,与我们常识中理解自体状态(selfhood)密切相关那些概念,比如空间、时间、物质等,都不可避免地失去了其常识性意义。如果所有物质都可以被看作概率波,每一个"粒子"或许都与其他空间和时间上距离非常远的"粒子"有电位上的连接,那么,"客我(me)就是皮肤以内的,非客我(not-me)就是皮肤之外的"这样简单的方程式就不太令人满意了。

我认为这些理论的一个核心意象是,坚固性(solidity)在互动中产生。我并不是被空投到一个已有的坚固世界。相反,是我的互动影响了世界如何在我周围形成坚固性。更进一步说,这是一个双向街区。互动在双方之间共同发生,从我的环境的视角来看,我在与其互动时变得坚固。科学术语中这个过程被称为"浮现"(emergence),浮现是这本书的基本主题。浮现的实体和浮现于其中的背景规则(比如神经生物学)是兼容的,但是也会发展其自身的过程(书籍写作),而这无法从那些规则中推导出来。同样,我的自体状态在我与物理环境的物理接触中产生,产生的方式不会违背那种接触的物理法则(我不能穿墙而过),但也具有其自身的心理过程,这一过程并不能还原到物理学之中(比如承诺和选择)。

心理治疗也必须找到接受浮现的方式。和一个在浮现的世界中浮现的自体进行治疗工作意味着什么呢？这是一个让人兴奋的问题，因为它彻底改变了正统的取向。与其聚焦在改变上，我们不如关注哪些互动维系了这个特殊自体的坚固性，即使这种方式会带来破坏性后果。这时候治疗师不是一个严格的"改变行动者"（这本身就自带强大的动力），而是共同探索者，帮助来访者发现那些她会或不会去探索的地方。按照这种取向，我们期望有很强的改变能力，而比较困难的是说明我们对这个正在发展着的自体状态的理解。本书从格式塔治疗的角度进行写作，而格式塔治疗已经接手了这个任务。我的尝试像是在哲学和心理治疗之间走钢丝，展示格式塔治疗的哲学取向如何引导工作方式，让改变成为持续的可能性。

在看格式塔治疗如何处理这些问题之前，我想先绕个路，概述一下其他取向进行了怎样的处理，或者更普遍来讲，是如何搁置了这些问题。我希望这对于理解我（以及格式塔治疗）的说法有所裨益。

随着现代科学的来临，我们正在面对概念的革命，而许多应对的方式是不再提出那些困难的问题。在数学界，形式主义者感兴趣的仅仅是公理系统的形式和性质，而不是在世界上的任何应用。在心理学界，纯粹的行为主义者用科学家们称为"黑匣子"的方式看待人们。他们对"内部"不感兴趣，只是改变外部行为。另一方面，正统的弗洛伊德主义治疗师认为，与内在精神力量的戏剧性相比，外部世界相对没那么重要。最后，"建构主义"治疗法比如神经语言程式学（Neuro-Linguistic Programming，NLP）把这个世界的本质看成由人类建构而成，可以根据我们看待方式的不同而随意改变。

从形式上来讲，这些方法有其共通之处：不管发生什么样的事件,都在系统之内。你放进去了 A,B 出来了。B 是如何被 A 导出的取决于系统。A 常被说成 B 的因。对于形式主义者,公理导出原理。对于行为主义者,刺激引起反应。对于分析师,创伤引发神经症。其中任何一个都没有给反馈留有一席之地。那里没有对话,没有两者比如公理和原理间的协商。刺激和反应的发生被看成链条式的,而非一种循环。

可是,纵观我们的体验,反馈是核心现实之一。不管是跟朋友聊天还是骑自行车,我的行为都会不断地被朋友的反应、自行车或道路状况影响。实际上,线性化程度甚至更低。在真实的系统中,行动和行动的对象之间并没有分离:自从有了牛顿第二定律,我们知道一个事实——“每个作用力都会产生一个同等并相对的反作用力。”

建构主义方法的危险

> “人就是赚得全世界,赔上自己的生命,有什么益处呢。”(《马可福音》,第 8 章,第 36 行[①])

对于建构主义者来说,我们关于世界的故事形成这个世界。建构主义理论中有反馈的说法,但带着微妙的扭曲:其目的通常是控制我们的环境,而不是与之对话。

我会重点花些篇幅来区分我呈现的格式塔理论和建构主义理

---

① 原文误作第 24 行。——译注

论，尤其是神经语言程式学（NLP），因为稍不留心就由此滑向了彼。① 我在此的意象是，格式塔的概念化过程犹如高空走钢丝，故而极易出现各种不同方向的失衡。而后来我们没有注意到，所有词汇的意义都改变了，那些看起来相同的句子，如今的意义大相径庭。

"沟通的意义在于其效果。"

这句话来自 NLP 的讲义，我认为它概述了建构主义者对反馈的看法。这个观点认为，真空中不会发生沟通。一个人如何沟通某事，会影响到生成何种反应。我可以通过多种方式获知沟通最有可能的结果是什么。我选择如何沟通——是让自己如愿以偿还是欲擒故纵——这是沟通意义的一部分。

表面上看，这是合理的，也与本书所呈现的相关重点一致。不过，这里有一种我正在延伸我的自体状态，以及作用于他人的感觉。催眠是个好例子，在那里"主体"放弃了他或她的边界，让"操作者"去影响自己。NLP 和催眠有非常多的明显交织之处。对于催眠师的影响扩大到了日常互动，其中的伦理观，读者可自行判断。我的立场很明确：我不喜欢。

让我们来看看这个等式的另一方：对"操作者"的影响。当一个人内摄（introjects）或与另一个人融合（confluent），以此

---

① 一些格式塔治疗师（特别是 NLP 的共同创立者理查德·班德勒 [Richard Bandler]、巴里·史蒂文斯 [Bary Stevens] 和约翰·史蒂文斯）发生了转变。NLP 的结构受到对弗里茨·皮尔斯的观察，也包括对维吉尼亚·萨提亚（Virginia Satir）的观察的影响，萨提亚自己又受到了格式塔的影响。班德勒是皮尔斯后期一些著作（Perls，1976）的编辑。

来施加控制时，他本身也会受制于这个控制和内摄的要求（这是为何前文引用《圣经》）。我认为，这个控制意图所要求的心智走向（mind-set）十分阴险且具有破坏性。它会喂养不安全感，而这种不安全感又因为不能真实接触而再次强化。这就从格式塔的立场，即我和环境接触良好才更有希望实现自己的需要和愿望，移动向了另一个位置，也就是实现这些愿望和需要优先于接触。

我们奇怪地回到了一种极端的情绪压抑模式，当下的情绪被伪情绪所取代，而不是由显性的自体来控制。

人本主义心理学

人本主义心理学是心理学思想中的另一个主要流派，这是一个多元的领域，且与格式塔治疗有着千丝万缕的联系。当然，二者都强调整体论取向，把心智和身体看成一个实体的不同方面。不过也存在重大差异，我会集中定位在他们对自体实现（self-actualization）这个术语的讨论和理解上。

这个术语最初由库尔特·戈尔德施泰因（Kurt Goldstein）创造，他是一位治疗士兵脑损伤的德国医生，曾受到格式塔心理学家的很深影响。有趣的是，他的实验室助手是一位年轻的德国医生，名字叫弗里茨·皮尔斯，后来与他人共同创立了格式塔治疗。戈尔德施泰因所说的自体实现正是指互动中创造的自体状态。因此，它是个描述性的术语，谈论的是发生了什么。

人本主义心理学的一位创立者，亚伯拉罕·马斯洛（Abraham Maslow），采纳了这个术语，但是改变了它的含义。

现在它是一个目标，是对"真实自体"（real self）的寻找。马斯洛（Maslow，1968）谈道："自体实现的人"，"终其一生致力于寻找我称为'存在'的价值"。那是一种更高阶、更偏向精神层面的存在，比起没有"自体实现"的人，达到了这个状态的人在品德上更加良善，也更加快乐。因此人本主义心理学指向一个精神层面的目标，有其可描述的结果，而格式塔治疗探索自体固有的实现，它浮现于每一个当下。后面我会多讲一些格式塔中怎么理解"真""假"自体；现在可以这么说，这不是用精神升华或道德进步来形容的。

浮现

在这篇概述的开始，我说过在我们如何概念化世界方面，现代物理理论发生了巨大转变。这个转变并不简单地发生于我们日常看待世界的方式之中。比如说，我们将属性描述为物体的**归属**，反映在英语语言上就是用形容词修饰名词。当我们说"这个球是绿的"，绿被看成球的属性。

而现如今，现代科学聚焦在**浮现**的属性上：从**关系**中浮现的属性。在相对论中，空间和时间没有绝对含义，是在观察者和被观察者的相对运动上得以浮现。在分子、亚分子和量子层面，离散的宏观"物体"是不存在的。电子相互交换。

从这个角度来看，所有的存在、所有的生命和物质，都在不断地相互交换。我吃饭，呼吸，排便，成长，出汗。在物理层面，我是整体宇宙的一部分，没有被任何真实边界分离。在量子层面，事情甚至更为复杂。物理学家戴维·皮特（David Peat，

1994）说：

> "量子物理将物质世界描绘为，模式（即格式塔）、形
> 状、平衡和能量关系的外在呈现。"

物质/粒子同时也是波，这取决于如何测量。在量子物理中，物质本身浮现于与观察者互动的概率场。"绿色"是与我们的眼睛和大脑互动的光的波长。相同的"波包"（wave packet）用其他工具进行测量则为粒子，这些粒子与观察的仪器相碰撞时施加了压力。当我们加速远离时，绿色的球变了颜色。在色觉视网膜理论中（Land，1977），特定颜色唯有与整个视觉场连接时才可见，所以绿色是在多种光照条件下才看起来是绿色。

因此，这本书是个尝试，顺应科学趋势而不是与之对抗，将这个叫作"自体"的"东西"视为一个**关系式**实体，而不是"我中之物"（thing in me）。我的起点和依据是格式塔治疗理论，正如皮尔斯、赫弗莱恩和古德曼在《格式塔治疗：人格中的兴奋与成长》（*Gestalt Therapy: Excitement and Growth in the Human Personality*，后文将把这本书称为"PHG"）一书中所概述的那样。这本书的第二部分（最新版本中是第一部分）在自体哲学领域具有开创性的意义，只是这个疗法某些引人注目的锋芒遮盖了这一事实。其概念本身就足以让人兴奋，何况它们还应用于一种使人振奋且有效的心理治疗。

让我特别感兴趣的是，格式塔承认，我们通过感知过滤这个世界的方式深远且精微，却还不至于成为建构主义，正如前文讨论过的，那是种极具破坏性的哲学。本书讲格式塔治疗，也讲生命的浮现，尤其是人类生命从复杂的宇宙中浮现。这两个主题毫

不费力地共存并相互支持，这是向早期的格式塔先行者——弗里茨·皮尔斯、劳拉·皮尔斯（Laura Perls）、保罗·古德曼和保罗·韦斯（Paul Weiss）——致敬。我希望治疗师和哲学家都可以从中找到自己的兴趣所在，不感兴趣的内容可自行略过。

　　本书的某些章节提出了带着觉察实验的建议，希望这能够解释理论。书中包含与来访者工作的章节：来访者是虚构的，但互动是我在治疗工作中常见的。因此可以把这个来访者看成大量个案的合成体。书中也有推测来访者早期自体发展的章节，希望这可以使理论更加具体。我还加上了（经许可）来自两位来访者的文字作为附录，从他们的视角看这个疗法，也别有一番滋味。

第二章
场

……我们通常讲有机体接触环境，实际上，接触是最纯粹的第一现实。

我们试图详尽地考虑社会-动物-自然界这个场中发生的每一个问题，就这个意义而言，我们的方法是"统一的"。（PHG）

虚无

让-保罗·萨特（Jean-Paul Satre）将其主要哲学著作命名为《存在与虚无》（*Being and Nothingness*）。我想展示格式塔治疗如何可以作为一幅地图，带着我们从虚无（即内部连接和流动的量子场）到第一个可辨认结构和"物"的浮现，然后到自体识别，最终到我们稳定自体状态，并体验自己为持续存在的那些方式。

我们从未分化的场（undifferentiated field）开始探索格式塔治疗和自体，我们是这个场的一部分，而且在其内部（或是通过它，或是因为它），诞生了我们感知到的这个世界。在这个场中，

13

有过程也有运动。那里没有"物"。其中一些过程在一段时间内形成相对稳定的模式，可被视为事实、实体和结构（如果有个人在看他们的话）。再进一步，只有在与这些模式的关联中，"时间"的概念才具有意义。只有在与规律性的关联中，时间才能在场中被测量：四季、日月更替、钟摆、振荡的石英晶体、原子同位素的衰变。当然，形不成这样稳定的模式，也就不存在人去测量了。

但是场确实有差异。科夫尼和海菲尔德（Coveney & High-field，1991）举过一个在过程中呈现出可观察结构的例子，他们写道，把油加热到高于对流升起的温度后，模式形成了：

> "把楔在两个玻璃板之间很薄的一层液体加热，会引发组织形成蜂窝结构的形状，由对流液中的六边形晶胞组成……这一六边形模式之间形成的距离是单个分子间距离的1亿倍之多。"（pp. 185/6）

此时不可能说这个模式是油、玻璃或热量的属性。这个属性从整个场的背景中浮现。改变其中任何一个要素都会影响这个模式。

出现差异化的地方（此处在六边形的边界上），就有格式塔说的接触边界（contact boundary）。这是一条有趣的边界。它不与位于任何一边的东西分离（这与一堵墙分出了两个花园不同），而且它不是"物"。实际上，维持着差别的，是在接触边界上发生的过程。接触边界同时连接和分离，而且不管两旁是什么，它们都是同一个场的一部分。

同样，我们看看在气态冷却云中所形成的恒星和行星的结构。我们再次目睹按比例越来越小且逐渐清晰的接触边界，分子组织从浩瀚的远方进入了可识别范围：行星、岩石、树木、植物、蚂蚁。然而，它们保持着内在关联：没有地球的大气层、筑巢的原始材料和食物，就不会有蚂蚁。同样，接触边界上的过程维持差异化，而接触边界由场的整体生态维持。

格式塔场理论从整体（*whole*）开始。并不是说此"物"与他"物"接触，而是说"接触是最纯粹的第一现实"（Perls, Hefferline & Goodman，1944/1951，下文合称 PHG）。在接触边界上，活的有机体既维持其相对于环境的独立性，也会寻找方法滋养自己，并保持在环境中的活力。对我们来说，最重要的是，定义了人类的并非某种"内在的"东西，而是人/环境场的接触。这个场的独特性在于人类做出选择，创造性行事，来确保在场中生存并获得成长。"创造性调整"的过程在场中创造/定义了一个人，同时人也定义了创造性调整。

通过观察世界，我们认识了"物"，但成为物之根基的是过程——重新组织场的事件。如果我看到一把椅子，那是因为在视觉范围内有光的互动，是叫作椅子的量子事件，是叫作我的眼睛的量子事件，是叫作我的大脑的量子事件。换个层面来看，这里有一种标尺的作用：如果我和行星一样大，就不太可能看到这把椅子。在另一个层面上，这是文化背景的作用：17 世纪的日本人无法认出一把椅子。再换个层面来看，这是人类生理学的功能：身体弯曲让人感到舒适。对于马来说，椅子就不是椅子！PHG 给"当下"（the present）做过一个绝妙的过程描述："当下是，一个细节溶解为很多有意义的可能性，以及这些可能性重组为一个单一而具体的新细节的体验。"这个过程方法指出创建世界的事件是数学家所说的"矢量"。比如速度和距离，这些量既有方向也有大小。同样，事件关乎存在和成为（正如布伯[Buber]可能会说的）。

在这张地图上，场理论是中心，所以我想基于马尔科姆·帕莱特的文章（Malcolm Parlett，1991）多讲一些。帕莱特提出了五个原则，我先进行陈述，然后发表我的看法。

1. 组织原则

这一原则指出："意义来自看到所有情境，以及共存事实的整体性。"（Parlett，1991）。因此，在格式塔场理论中并没有纯粹的"内心"活动。我们的思考、感受和行为——以及我们是谁——依赖于在那个时刻我们与环境的互动。这是我所展示的格式塔取向的最基本面。在接触边界上，我们不只获得了自体感：实际上，边界上的过程正是我们所说的"这是我"和其他的"这不是我"的体验的基础。

让我们再靠近些，看看在这之后，场中浮现出的自体。在这里我想给自体状态一个初步的理解，它是场中浮现出的第二个层次，其基础为生理接触边界上的互动（这是浮现出的第一层）。

2. 时代性原则

这是格式塔的"此时此地"（here-and-now）。这个原则说明在场中重要的总是当下，而不是过去或未来。我们不被过去影响，对我们来说那已经不存在了，也不被未来影响，那还有待选择。我们称为"过去"和"未来"的是记忆、言语、期望、幻想的物化（过程被看作物）：所有这些都是当下事件。我们受到过去记忆的影响（从无数的记忆中我们选择把哪个带到当下，以及我们如何记忆它们），根据我们记忆中的体验，我们也受到期望和知识的影响。我们受到我们称作"未来"的种种预期、希望、恐惧和计划等的影响。所有这些都是场的当下部分，因为这都是环境对过去的提醒（在某种程度上平行于过去事件的人、照片和情境）和对未来的提示（每日预约、彩票、婚礼日期，等等）。在格式塔治疗中，人们经常改变着他们的记忆模式、与童年学习相关联的方式，以及朝着未来并参与创造未来之物的方式。继而他们的"过去"和"未来"发生了改变。我会在后面多说一些格式塔的时间理论。

3. 独特性原则

"每一个情境，每一种人-情境场，都是独一无二的。"（Parlett，1991）。作为格式塔治疗师，我不能给来访者生搬硬套的回应。我们共同创造治疗来匹配那个时刻的具体细节：作为治疗师，我自己和这个来访者一起，待在来访者当下的这个生命状态中。更进一步说，在治疗关系中，治疗师和来访者持续不断地共同创造着他们自己和对方。在场许可的情况下，所有的归纳都是暂时的，并且服从于变化。关键在于，注意这个原则和任何一个把心理治疗定义为发现"内部小孩"（inner child）的理论相去甚远，那些理论假定他正在等待，他是无辜且未被影响的，有待被发现。"我是谁"是一个逐渐展现的过程，永远不会回到原来的样子。

4. 过程变化原则

这是上个原则的必然结果，表明场是时时刻刻在变化的。所以对于格式塔治疗来说，内稳态（homoeostasis）和创造性齐头并进。我需要和我的环境达成某种平衡（内稳态），但是不可能保守地回到从前的平衡，因为场是变化的，过去有效的现在可能就无效了。那么在我的需要和兴趣与环境的可能性（创造性）之间，我必须创造新的平衡方式。同时，我的环境将会创造性地回应我的行动，所以常被看作守衡力的内稳态，在这里实际上是创造性背后的驱动力，并且，创造性又让内稳态在变化的世界中成为可能。

5. 可能相关性原则

这一描述指出场中的任何部分都可能与我感兴趣的情境有关，可能都需要被提出来。这正是皮尔所斯说的，他把格式塔称为"显而易见物理论"（theory of the obvious）。我记得有个团体，在我发现团体成员使用了数量惊人的厕纸之后，开始了一个有趣的过程。并不是说洗手间的使用对团体有重要意义，而是我的兴趣和对使用洗手间过程的额外觉察，影响了边界，并允许了新的可能性。这可能包括：团体成员家中的厕纸换了新的使用模式，团体成员对我的印象发生了变化，团体可谈论的范围扩大了，甚至有人自己带厕纸来！

场理论和自体

这个场取向如何延展到格式塔自体理论呢？心理治疗和这本书的部分问题是，当我们说起"自体"时，我们是在说什么，在任何文化中都有其不被言说但相当确定的观念。科胡特（Kohut，1977）说自体的概念是一种"贴近体验"（experience-near）。另一方面，值得一提的是，从个人主义的西方观念到强调"自体"是整体一部分的东方思想,不同文化下的理解差异很大,却又是"不证自明"的。这些差异存在于绘画、语言、宗教、关系、政治和文化生活中的各个方面。同时,这也让不同文化的相互理解变得困难。来自一种文化的人会认为来自其他文化背景的人有点甚至完全疯狂,在自己文化中看起来十分理智的行为,在其他文化中很可能导致拘捕。

同样问题也出现在不同心理治疗流派的从业者之间。人们对所谓的"整合心理治疗"的方法越来越感兴趣,它鼓励不同取向的跨界。尽管有很多启发,但同时也有很多潜在的困惑,因为不同的治疗流派使用相同词汇——治疗关系、协议、疗愈、自体——的方式大为不同。如果差异性未被重视,我们就可能遇到一种伪整合的情境,某个特定取向所具有的前沿优势则变得迟钝而不是更突出,因为实际上,它与之相互整合的那种治疗取向是为做不同的事情而设计的。当然,如果差异得到尊重,那么可能会创造出让人振奋的全新治疗形式:格式塔治疗就是这些创造中的一种,它形成于对精神分析、格式塔心理学、存在主义、禅宗、整体论、场理论等的整合。当然,浮现之物有其特点,很有可能不被那些来源取向的拥护者所接纳。我在这里呈现的自体理论正是如此:根源于多种不同的哲学观,但是也具有完全属于自己的特点。在根源上,心理治疗或是哲学的任何理论都形成于创始人体验的概念化。格式塔看待自体的方法和创始人(皮尔斯,劳拉,哲学家和社会评论家/活动家保罗·古德曼,以及以他们为核心的纽约圈子)的体验非常一致,同样也和我的体验相符。写出来是复杂的,不过,读者可以花些时间去核对自身体验:这个取向符合你的个人体验吗?有助于理解你的个人体验吗?

自体和他者

"只有通过场才能理解自体，就像只有与黑夜对比，才能理解白天⋯⋯自体是和他者对照而出现的。自体和他者之间存在一个边界，而这个边界就是心理学的本质"。(Perls, 1978/1957)

在整体的场中，自体的概念意味着什么？对于格式塔治疗来说，它本身几乎没有什么意义，而是作为"他者"的另一个极性，就像"大"和"小"只有在上下文语境中，并相互关联时，才具有意义。这个极性的基础是两个**过程**，即认同 (*identification*) 和疏离 (*alienation*)，它们被称为自体的"自我功能"（ego function）。我认同场中的某些方面，标记为"自体"；我所疏离的其他方面，称为"他者"。而自体的形式不可避免地与他者形式相关，反之亦然。我的体验方式和怎样设定自体，取决于我如何设定什么是非自体 (not-self) 或他者（同样，反之亦然）。在这里关键是要注意，当我写"设定"的时候，我主要不是指语言概念，而是指附着在行为上的结构。比如写作这些的时候，我把自己设定为想要说/写些什么的老师/作家⋯⋯，并根据读者和对此感兴趣（或不感兴趣）的人来设定环境。而在这之前，我和家人在我妻子工作的地方吃午饭，我把自己设定为居家男人、吃午饭的人，等等。而环境就是家庭、食物⋯⋯

我发现有幅画可以帮助视觉化这种取向，那就是埃舍尔 (Escher) 有关两只手的画，这两只手各自画着彼此。

在此阶段对一个要点的理解很重要。你可能会注意到，我所讨论的自体有一个循环：谁是这个正在讨论或进行接触的"我"或"我的"？正如笛卡尔"我思故我在"中的错误在于，用"我"所富有的意义（在"我思"中）去证明"我"，"我"可以被看作那时假设的我的定义。然而，我在这里讲的是和笛卡尔截然相反的方式："我"并不是客观事实，而是一个场事件。边界上的接触最早，而不是进行接触的"我"。这和加热液体中的六边形循环是一样的：过程创造边界，边界创造了六边形，然后才能被当作事实去研究其性质，并和其他的六边形或玻璃盘子等相关联。

所有这些都在说我的存在不是一个孤立事件。"我"只有在和"非我"（not-I）相关联的时候才具有意义。简单地说，我活着是依靠呼吸的空气、发光的太阳、吃的食物、行走于其上的土地、给予我生命的父母……就像我说的，这是简单的层面。复杂的层面是：在彼得-有机体和其环境的接触边界上的行为过程中，"我'和"非我"浮现，并因此而维持。在这个理论中，"自体"不同于"有机体"，同样"他者"也不同于"环境"。生物有机体/环境边界是第一个现实，它是一个复杂的基础，足以让生命组织、自体和意识浮现出新的层次。

从哲学上说，我们属于东方哲思的领域，尤其是老子和禅宗。这种世界观中最美也最具有哲学一致性的作品是《道德经》（Lao Tse，1972）。我想引用其中的内容，因为它阐明了我所说的格式塔。在这里我引用第二章文字（强调为我所加①）：

---

① 独立成段引文，中译采用仿宋字体，原文表示强调的斜体，中译对应以宋体。——译注

天下皆知美之为美，

斯恶已；

皆知善之为善，

斯不善已。

故有无相生，

难易相成，

长短相形，

高下相倾，

前后相随。[①]

这样，格式塔治疗不在于扩展自体概念，也不涉及回到早期的自体，而是通过与治疗师和整个环境建立连接，促进自体不断地发展。PHG 把自体称为"生命的艺术家"，自体的发展就像使用了一个更大的调色盘，用一块更大面积的油画布来涂抹颜色：这是一个变化更多的接触边界。在这个类比中，还需要强调，艺术家没必要使用调色板上的所有颜色。如果她个人绘画风格本是如此，继续限定颜色是可以的。然而，如果其他颜色都有，那么这种限制会被体验为自主选择，而不是艺术家缺少选择而被迫为之。同样，自体有其个性化的功能运作方式（格式塔中叫作"自体的人格功能"）：接触或回避接触的方式、觉察或限制觉察的方式、处事方式。这是可以的，而格式塔提出的问题是：我是认同这个人格，并将它作为选择去体验，还是疏离它，并将它体验

---

① 此处引文有误，《道德经》原文作"高下相倾，音声相和，前后相随"。——译注

为强加给我的？我有选择，还是毫无他法（格式塔把这个过程称为"自我功能丧失"，相当于神经症）？

比如说，如果我回避愤怒，我是自由选择而为之，还是想避免这种特定情况的后果，抑或是为了与我选择的伦理立场保持一致？或者这是不是因为我把愤怒的可能性从我对世界的理解中疏离了出去，从而避免愤怒在我心中引起恐惧的可能性？

人类场的性质

上面讨论的是场理论的总述。当我们研究意识、自体状态和生存，换个说法就是研究人类的场时，我们讨论的是在这种非常独特的场中出现的过程。这个场在高度复杂的层面运转，接下来让我们看看这个场所独有的属性：可预测性、不可预测性和复杂性。每个属性都与相应的人类特点相联系。

1. 某种意义上，这个场可被预测

我知道我的笔不会变成盆栽植物，消失，或变色。我对面的人也不会出现前面两种情况，但颜色可能会变一点。

相应的人类特点：

- 记忆

- 模式化

- 内稳态

可预测宇宙中的接触边界意味着，在可观察、可预测且令人难忘的事件、模式或规律中存在着边界。我们可以说它的行为

"像定律一样"。所以，我在火车上写作，车厢和我一起移动，而外面的郊野并不会。这些规律的存在是很好的接触边界基础，但其本身并不能成为区分自体/他者的基础。艾萨克·牛顿用力学理论讲述宇宙具有可预测性。但是，在那种机器宇宙中，实在没有选择、意识或自体的空间。

"我"的意义表明我的行为与一个可预测的恒定物理宇宙相联系，并与之寻求平衡（内稳态）。我现在的行为——写作——取决于持久存在的笔、纸和桌子，在另一个层面上，取决于我之前关于"自体"主题对话的启发，其中包括亨特·博蒙特和希尔维亚·弗莱明·克罗克（Sylvia Fleming Crocker）。不管宇宙多么有规律，若没有我记忆的相应属性，以及感知模式和规则的能力，这些规律就不能让我在这个世界（机构）产生行为的自我感。

2. 这个场也是不可预测的

我对面坐着一个三岁大的小女孩。我不知道她会不会把饮料洒在我的文章上，踢我，要再去趟洗手间，或是尖叫。我不知道火车会不会准时，脱轨，或出现故障。（如果第一个不乐观，最后那个就逐渐可预测了！）

> 相应的人类特点：
>
> · 向往新奇事物
>
> · 创造性

如果所有我们感知到的东西都可预测，就不会有"我"，因为不会有"他者"的感觉。因为相对于不太可预测的他者体验来说，"我体验"（I-experience）具有可预测性。比如，我可以更好地预测我的手什么时候动，而无法预测别人的手什么时候动，或什么时候会下雨。马丁·布伯（Buber in Kirschenbaum & Henderson，1990）讲到对话（他和卡尔·罗杰斯［Carl Rogers］的对话）的时候提出了相同的观点：

> "那么，从本质上讲，对于我所说的对话，意外时刻是必然的……对话就像下棋。整盘棋的魅力就在于我不知道也不可能知道对手下一步怎么走。我对他所做的感到意外，而整个游戏就是基于这种意外。"

不可预测的宇宙，其接触边界意味着宇宙的某些方面似乎比其他方面更能为我所控和预测。所以，我以这些方面来认同自体：我的身体比女孩的身体更容易预测，我的文化比外国文化更容易预测。注意这个反转。有机体（身体）在环境中的体验，让自体得以浮现；现在自体取得了有机体的所有权（我的身体）。在不可预测的宇宙中，创造性对于内稳态（平衡）是必要的而不是其反面：为了在不可预测和变化的宇宙中寻求平衡，我需要具有创造性，拥抱新奇事物，做一个"生命的艺术家"（PHG）。

3. 复杂性

与我相关的各个层次间的相互作用如此多样且相互依赖，即便是潜在的可预测性也无法完全理解。那个三岁的孩子发出多大声音时，我会停下来？这与我集中注意力的能力有关（因而这和我前一天晚上睡了多久有关），也和写这篇文章的动力有关。科学家们用混沌理论（Gleick，1987）和复杂性理论（Waldrop，1993），以及普里高津（Prigogine）的耗散结构理论（见

Dossey，1982，以及 Coveney and Highfield，1991）来表达系统内部的复杂性。这些理论探索了这种"非线性"系统中自发产生的次序，这种系统具有丰富的反馈和相互关系，并且通过系统外部的能量输入远离平衡，就像在加热的油中所形成的六边形。这些浮现的次序恰好表明我上面所说的预测性和不可预测性的结合。这是有模式的，但从不精确地重复前者。没有"线性的"因果关系，更多的是相互协商。当场发生改变时，模式会瞬间产生巨变。

相应的人类特点：

· 觉察

· 选择

有了这些特点，我就可以参与复杂场的相互关联。记住布伯关于下棋的描述很有用。这个游戏产生于某种规则设置，却不可预测，这与环境自体调节的不可预测性相对应。

引用多西（Dossey）的观点：

换句话说，不断增长的复杂性引起外部环境能量消耗的需要不断增长，反过来导致脆弱性不断提高。但讽刺的是，正是耗散结构的这个特点成为其向深层进化到更加复杂状态的关键所在。因为如果内部搅动足够大，系统就可能会经历瞬间重组，一种"逃离到高阶序列"的洗牌，以更加复杂的方式进行组织。

矛盾的是，脆弱性的特质和"改组"的能力，恰恰是成长的关键。（p. 84，强调为原文所加）

我们把接触边界上发生的过程理解为生命、意识和自体，而这建立在其复杂性和脆弱性之上。

有了这种非线性，跨越接触边界的关系变得十分有趣，足以让意识成为一个相当有用的过程！同时，复杂性理论是基于以下这个证据的，即"高阶"属性在非线性系统中（比如六边形的自组织）出现，而意识、生命和智力正是相当优秀的高阶属性。

没有可预测性、不可预测性和复杂性，就不存在"我"或"自体"是有意义的这种说法。它们每一种都对应着与之相应的可识别的人类特点。"我"可以看作由宇宙的这些属性和相应人类能力的相互作用而组成。从格式塔的视角来看，不是宇宙赋予我行动模式而成就了"我"，而是"我"在人与环境的关系中浮现出来。

所有这些并不是说自体不真实或者是幻觉。它是在场中创造出来的，但是，自体被创造出来，就变成了一种可以用自己的权利来衡量的力量。同样地，一个婴儿在男人和女人的互动中被创造，从女性身体中出生，就有自己的现实，继而反过来影响他的父母和其他人的生命。人类身体和环境之间的接触边界是相互作用的，自体从中浮现，然后反过来，我称之为我的身体。我们可以看到，不管结果好坏，人类的自体在这个星球中浮现，都深深地影响了整个生态。这是戈尔德施泰因所说的"自体实现"这个词的意义：自体在它的活动中成为实在。

格式塔治疗和自体

关键是记住，皮尔斯和他的同事们讨论的不是抽象的哲学，而是心理治疗的哲学基础，毕竟弗里茨·皮尔斯受训成为精神分析师并工作。所以这个基于整体论、场理论和自体状态浮现的治疗是什么样的呢？首先，格式塔治疗是关于关系的。我们从格式塔的视角来看，认为"自体"产生于"内部的我"是错误的，那么把心理治疗理解为"内部工作"也是错误的。更准确地说，它是治疗师和来访者在边界上的互动关系过程。边界不是某个"自体"和某个"他者"一起创造的；相反，边界优先于"自体"和"他者"。在边界上，治疗师和来访者共同创造彼此，并探索这个共同创造。来访者在生活中遇到的困难，被看作他们在世界上自我设定的固有方式。在治疗中，来访者可以在关系中实验并探索新的关系可能性，同时也认真对待那些不以这种方式行动的冲动（场取向中，每一极都不可忽视）。

接触边界要成为"我是"（I am）这句话的有效发源地，是有很多特别的要求的。在我写作期间，世界上可怕的冲突不断，一个主要因素就是前帝国力量相当随机地在非洲、亚洲和巴尔干的版图上画定边界的习惯。这些边界永远也不能实现它们应起的作用。其他的因素如，政客自身的巨大魅力或是镇压力量（或两者兼具）有时候会设法在这些随机边界内部进行焊接，形成一个完整的国家。可当具有魅力的领导人去世，或是镇压的政治制度瓦解时，这个国家就会破碎。要么"他者"出现在边界内——"我不是他们民族的一部分"，要么"自体"到了边界之外——"边境那边的人也是我的亲戚"。南非政治家和整体主义理论哲学家扬·史末资（Jan Smuts），曾经做过人格与社会组织和国家之间的分析，十分有趣。

就像在一个组织良好的社会或国家，有中央立法和执法机关，它们为了特定目标而高于所有组成社会或国家的个人，并且以明确的方向管控他们的行为，视此为国家福利制度的必要所在，所以人类的个性是以更为严格的内部管控和个人行为的方向来区分的，这些行为有其特定或可定义的目的。这就是为什么康德把人类称为立法性存在。（Smuts 1996/1925，p. 296）

同样，一些人类和环境之间形成接触边界的方式有助于成长，而有些方式会给自体状态的形成和人的接触可能性带来破坏性后果。格式塔治疗在关系和接触边界上工作，为存在和接触打开新的可能性。治疗师在和来访者的关系中，必须对成长的不确定性保持开放，同时避免被那些只是熟悉而不具成长性的接触模式所引诱。对于个人来说，不管是治疗师还是来访者，这都是挑战。如果我允许自己以这种方式进入治疗关系，我和来访者的接触边界就会变得高度活跃，如果我们"超越自己"而存在性地相遇，那么几乎任何事情都可能发生，新的可能性将会打开。

改变的悖论

格式塔治疗的一个核心是，我们不鼓励来访者开启变得不同的"程序"。相反我们的假设是，通过接纳和探索对来访者来说这意味着什么，他能够更好地"认同他正在形成的自体"（PHG），从而对不断变化的环境进行创造性调整，这所产生的自然作用让人继续前进。就像米丽娅姆·波尔斯特说的："存在着的，就是存在——并且一个接着另一个。"反过来，因为目的是行为上的结果，我会弱化来访者因反对此结果而产生的觉察，并鼓励来访者把自己的这一面分裂出去。不在觉察内的这些部分继续活动，会被体验为不受来访者控制的"症状"，而不是她功能的另一个重要方面。

下一章，我将联系图形和背景的形成（格式塔形成），深入探索自体的功能。

第三章
创造性调整和格式塔结构

　　我在前文讲到复杂性的场有多么千差万别，也因此我们可以探讨"事件""物""有机体"和"环境"，当然还有"人"。于此物理层面，浮现出我们在组织层面所称的"生命""自体"和"意识"。复杂性的每一层级——场，有机体/环境，以及自体/他者——都有其新的运行模式。场具有流动性，有机体周旋于其环境，我活出自己的精彩。每个高级别的复杂性对其上一级都具有反馈效应。水坝改变河水的流向，而人们对供水需求的评估会促成水坝的修建。不管怎样，如果想要发掘场取向内蕴含的改变可能性，我们就必须不断地回到这个场。

　　那么，带着这种考量，我们去看看场中的自体功能运作。我会描述三种互动边界的浮现：生理接触边界，自体/他者边界（我和非我），人格边界（客我和非客我）。在这之后，我会讨论格式塔场理论如何处理时间及自体体验的连续性。我也会考虑用量子物理的观点来帮助我们理解场。

自我和选择

如上一章所说，自体和他者的分化通过认同和疏离的边界过程得以实现。接下来我们具体看看这些过程。"他者"是个大宇宙！因此我需要聚焦于一个特定对象：什么吸引了我的注意力（我刚刚感觉被冷空气围绕，发现原来是暖气片关了，于是我又打开了它）；什么引起了我的兴趣；什么满足了我的需求（这个情境下是我的热咖啡）。换句话说，我同样在使用认同和疏离的功能来拉近我的环境的一部分，并过滤掉其他部分。在格式塔心理学中，这个结构称为"图形-背景"；在格式塔治疗中，这也称为"觉察"。我带入觉察的是我所聚焦的他者领域（图形）；放在觉察之外的是（背）景。就这样，我将自己设定为和我正在形成图形的那部分场有关的自体，而这相应地符合我的兴趣和需要，或符合环境的要求和邀请。格式塔治疗也将这个过程称为"接触""创造性调整""攻击"，以及"回应-能力"（response-ability）。

从严格的技术角度来看，以上这些全部是在说，人类心理运作的核心行为是选择：选择与他者性的哪方面进行连接，选择如何形成自己和他人，以及与哪个部分建立连接。值得注意的是，虽然这个过程已经被指定，但它既不是"内部的"或"心理的"，也不必然（或甚至极少）可被言语化，而是在场中定位和行动的过程，包括互动、运动、相遇，以及感受和情感。比如，如果我的需要是食物，我的一部分图形-形成就是走到厨房，看看有什么能吃的。

即使我们可以区分感受、运动和图形所形成的其他方面，本质上它们也不是分开的。某些情境极其复杂，而做出的选择又十分关键，于是我们需要停下来想一想，或是行动之前预先用语言进行表达。这个停顿和思考降低了我们与环境接触的活力，但是在某些情况下（比如在与有影响力的人物进行策略性谈判的情境中），避免一些潜在活力让我甘之如饴！或者我想练习一首新的钢琴曲，那么在尝试弹奏整个作品之前，我需要识别所有的音符。这时做出的分隔是对接触过程的中断（叫作"自我中心"［egotism］），我们可以健康地使用这种方式，协助在复杂情境中进行有效接触。后面的章节会详细介绍接触中断。

再来关注一下这个过程的循环：我形成图形和背景关乎"我"的形成。这并不是一个错误推理循环，做个类比：内燃机的循环中，运动形成的爆炸产生了运动。两个循环的共同特征是它们"实现了生命"并"死亡"。同样值得注意的是，这个过程在它们运转良好时是多么不显眼：汽车和自体就那样"轰隆隆"地向前。只有在困境下，比如碰到冰天雪地的天气，它们的复杂性才会显现。

花些时间去感受此刻你正在形成的图形和背景。做个实验，尝试移动聚焦点到不同的感官，以及你的知觉场中的不同部分上。注意一下，每当生成新的图形时，上一个图形就渐渐远去了。

本我：自体的背景

（一条历史记录：皮尔斯和古德曼采用精神分析的术语"本

我"和"自我"，把它们与自己的精神分析基础联系起来。不过，这些术语是用来关联格式塔语境的，而不是与机械论和心理分析取向相关。）

讨论格式塔形成时——图形和背景的形成——我略去了一个至关重要的起始点。为了在我的环境的某些方面发展我的兴趣，或是觉察需求，我必须以不具焦点的开放来面对体验的既定事实（*the given*）。我是被动的，还没有准备好去认同一个需要、愿望或兴趣。可能的图形在焦点中稍纵即逝，每一个都有可能被注意到。与我跟环境进行接触时相比，我会更多注意身体感觉，而且在某些阶段，这些身体感受会鼓励我去进行一个特别的接触。如果我太快地转向去生成一个图形，若非某种形式的刻板形象——我习惯性寻找的那种——那就是在我的环境中制造出最多噪音的那个。

PHG 很好地捕获了自体这种"本我"（Id）或"前接触"（forecontact）的感觉：

> ……本我是分解为其可能性的原初背景，包括有机体的兴奋，对过去未完成情境的觉察，对环境的模糊感知，有机体和环境尚未形成连接的初步感觉……那时的本我显得被动、分散且无理性；它的内容是迷幻的，身体逐渐突出。

这与东方冥想者所说的"虚空"（the void）很相似。当我们使用皮尔斯的进食意象时，如果自我功能是对环境的啃咬和咀嚼，本我则是张开嘴去接受滋养的可能性。

也许你想在这儿花些时间体会这个本我过程。合上双眼待一会儿，睁开的时候不要特意看任何东西。同样，不要去听、品尝或碰触任何特定的东西。如果某件事物确实成为此刻的焦点，让它再次漂离焦点……一段时间后，让自己和成为焦点的东西待在一起。这个时候你正在进入自我功能，或是觉察。你可能会发现你在用与通常预想不同的方式感知着事物。

中间模式、自主和自发

在我们将自体进行概念化的过程中，存在一个语言学的问题。英语中有两种陈述行为的方式：主动式（去做）和被动式（被做）。但我们现在研究的是，我与我的环境之间的平等且合作的努力，在这里没有"行为者"和"行为对象"（或者说是两者都有）。这是"中间模式"：既不是主动也不是被动。冲浪运动是中间模式的一个上好例证。我既不主动控制环境也不被动向其妥协——在太平洋的巨浪中尝试任意一种都可能小命不保——而是去适应它，驾乘它。这种方式的别称是自发性（*spontaneity*）。如果我保持平衡并且根据风浪做出良好调整，大致可以朝我想去的方向前行。（我要坦白的是我并不具有这项技能。）PHG 赋予它一段很美的描述：

> 自发的中间模式不具有这种自由的奢侈，也并没有那种来自知道自己为何、身在何处、能否做到的安全感；他参与其中，随之而动，并非不由自主，而是超越了自己。

自发和自主是非常不同的存在模式。自主是一种主动模式，是有意的、在环境的制约内选定的，并且是自由的。故而它属于正在做的范畴："我正在做这件事。"为了能够自主地行动，我需要对与我的环境的一个重要关系做出承诺（就像现在我正专注于电脑屏幕），也因此把我自己接触的可能性限制在了这个关系所要求的接触上面（在这个例子中，我淡化了环境中的声音，那其实来自铁轨上的货运火车，我不太会向窗外看，也把即将参加的会议和在曼彻斯特的家庭责任搁到了一边）。这是自我的范畴：形成一个兴趣的图形，然后在和这个图形接触中实现自体。①

因此，自体是自发的和中间模式的，它在被动的接收模式的本我与主动的自主模式的自我之间摆动。如果过度倾向于被动那一面，我会甚少参与，成了生活的观察者。如果向主动的一面失衡，我会失去洞察力，感觉生活枯燥无味。

良好接触的"自主标准"

若我们处于良好的接触之中，则自主行为中积极的考虑最终会带来接触中自发的全神贯注。在我当下的情境中，打字技能、手指在键盘上的感觉、火车的声音和景象都变得不重要了，我成为我正在输入的文字。只有在我的环境和生理状态没有过多需求的时候，我才能够如此而为：我相对舒适，邻桌没有用手肘戳我的胳膊，我的打字技能足以支持这个接触，我就不需要把自己从全神贯注中拉出来，在键盘上费劲地找字母"w"在哪里。如果有些"未完成事件"吸引了我的注意力，就会阻碍我实现专注

① PHG区分了"自主"和"有意而为"，而我把二者等同以待。在我看来这样做能够让讨论简单一些，也没有丢失重要的细微差别。

（我出门时有没有锁上门?）。

如果我能够实现完全接触这个时刻，在接触边界上就会形成一个强大的格式塔：明亮，优雅，有魄力，统一，精力充沛，以一个整体从整个场吸收能量。如果场中的某物（我邻桌的手肘）、所需技能（打字）的缺乏，或是某个未完成事件（有没有锁门?）持续地争夺我的注意力，那么我就不能完全地专注。这里的格式塔则是虚弱的：不集中，模糊，无力，并且分散。我将不得不参与到占有注意力的突发事件中，以便获得能够完全在场的能力，去和我喜欢的图形待在一起，能够自发地"随心而动。"

如何强调这种转换都不算夸大其词。以这种方式看待接触，我们可以说一个强大的格式塔的特征可以简单地在心理上觉察到，不需要在我们的连接方法上做出妥协。这样说来，也就是存在着良好接触的自主标准（*autonomous criterion*）。这种自主不依赖于任何有关哪种接触是"好的"或"坏的"的理论。我们不需要有任何关于这个人所做的是"正常"或"病理性"的概念，而是更倾向于询问"这个人对体验的既定事实开放吗?"（本我功能），以及"这个人是有选择地行动，来实现强烈、明亮和能量充沛的格式塔吗?"（自我功能）。如果对于任意一个问题的答案是"否"，我们就会追问："什么被回避了/有什么是未完成的?"这些回避甚至也不是"错误的"。有时我需要接受在此刻我无从知道自己是否锁了门，并尽可能地悬搁我的担忧。

感受自己当下接触的格式塔质量如何。清晰、有活力并充满能量吗? 如果不是，缺少些什么? 阅读时间太久了吗? 现在有没有其他想做的事? 环境中有什么需要注意的吗（比如，打开窗户接受一些新鲜空气）?

人格：避免重蹈覆辙

这个解释仍然少了些东西。具有创造性和自发性的存在方式确实让人兴奋，而且充满了诗情画意。但是，我也做其他事情。随着时间的推移，我会做出一些承诺：对我的婚姻、孩子和职业的承诺；撰写这本书；以一种相对持续和熟悉的方式行事。这样做，丢失的是每一刻去经历新体验的兴奋和新鲜感，而获得的是自主、联结和亲密感，同时也降低了陌生所带来的焦虑感。我参与到宇宙之不可预测性的同时，也生活在可预测中。因为世界足以预测，我才得以与之连接，比如，我在打字的电脑不会变成一朵花，使用的键盘和我学习打字的打字机大致相似（我做出了学习打字的承诺）。以同样的方式我可以交朋友，为关系、工作和抚养孩子承担责任，因为我和其他人让自己可被预知，所以我们能够"了解"彼此。这样做也让我"了解"自己，正是从这种意义来讲，我有"自体觉察"。在我所定义的意义上，这是一个重要的性质，我无法直接觉察自己，只能通过第二手信息获取，如：与他人接触、记忆、生命选择和做出承诺的可预见性，或通过接受别人对我的看法。（也许值得花些时间用你的体验来做个检验，因为说我们无法直接觉察到自己，这好像跟直觉不符。）

这种易知的、相对可预测的、可诉诸语言（但并非一定言语化）的自体方面，被称为自体的"人格功能"，在回答"你是谁？""你是什么样的？"或"你如何做事情？"这些问题时会提及。人格有其价值，具有自主性且承担责任，做出承诺并建立关系，为了让我在这个世界有安身之所而约束当前的选择。本质上它不是固化的，会随着我生活不断流动的变化而更新。很多时刻需要这样的更新：青春期，一段关系的开始或是结束，退休，亲友的丧亡。有些人会留心这种需要，而有些人会待在自己所知的世界里，试图用旧的模式应对新的状况。因此在每个重新创造我自己的时刻，都会存在人格的自主和自发的权衡。在这个波谱的一端，是萨缪尔·贝克特（Samuel Beckett）笔下人物疲惫的强迫性重复；另一端是采集蜂蜜的蝴蝶，从一朵花飞向另一朵，甚至可能在配对，但不会建立任何关系。

对于人格和言语化，我想再强调一点。我相信多数情况下，我们习惯性描述自己的方式和事实是相反的！比如说，那些不断担心自己贪婪的人，在行为上常常否认自己的需要和愿望。这就是为什么我强调"言语化能力"（verbalisability），而不是实际上我们如何诉诸语言。

人的人格功能多年保持不变，而环境已然发生变化，他们发现那已不足以应对现下的情境了，通常在这个时候人们会遇到困难，也可能会来治疗室。或者是在来访者目前的生活中，应对冲突或机会所需要的选择受到了排斥；或者是来访者在回避自主承担义务的责任，并感到孤独或未被满足。

人格和共情

和其他一些取向比如人本治疗和自体心理学相比，格式塔治疗的一个不同之处是对差异的重视：与来访者会面的人，对他/她来说是一个"他者"。罗杰斯（Rogers，1951）这样描述心理治疗师的共情功能（empathic fuction）：

    ……去呈现来访者涉及的内心结构，尽其所能，以来访者的方式去感知世界，以他看待自己的方式去感知他，与此同时，把所有涉及对外部结构的感知放在一边，和来访者探讨这个共情性理解。

注意"来访者涉及的内心结构"和"以他看待自己的方式去感知他"是如何与人格相关的。基于我的理解，人们来治疗的原因是人格上的一些破坏性僵化，对于那种会在行为上强化此人格的所谓聪明的方式，我是有质疑的。后文我会展开讲，并把共情（empathy）和布伯的"融入"（inclusion）概念进行对比。目前要注意的是，我采用的取向并不允许治疗师做一个客观观察者，对来访者的客观自体状态进行观察，因为这个自体是在此刻和治疗师的连接中形成的。治疗师观察到的大多是自体状态的僵化，比如人格功能。

你能想到哪些你的人格特征的主要方面？你将如何回答"你是什么样的人"？想象一下，当你做的和这些描述不同时，你的感觉如何？

在本我（对"是什么"的现实开放）和自我（所以人格是一个选择，而不是强迫）的背景下成长，人格特征能够很好地服务我们。如果人们失去了本我功能运作（functioning）或是自我功能运作，屈从于人格特征，只制造期待中的图形，那么通常人们会来治疗，或是感受到为生活淹没。这种时候，我活在一个自己许诺会"看到"的世界里，而不是处于当下我所生存的地方，或是我变成了因熟悉而产生的安全感的奴隶，而不是冒险去创造。就像接触边界既分离也连接了有机体和环境，人格既把客我从非客我中分离，也容许客我去建立关系。但如果我依赖于人格而不是本我和自我，它就变成了一堵墙，而不是有机的边界。这个人处于围城之中，营养早晚会消耗殆尽。

三种边界

目前我区分了三种互动边界，它们定义了这个世界中的我。

1. 生理接触边界（它和非它）

有机体和环境，我的皮肤之内或之外。在格式塔治疗中，我们强调这个边界既分隔有机体和环境，又连接了两者。没有我所处的环境，我就不会存在，同时，我保有环境的一部分，例如细菌。哲学性的说法是，本我主要被看作这个生理接触边界的功能，而不是"我的"功能。对我来说它的意义是，自体感在体验中出现，而非自体预先存在于体验。

2. 自体/他者边界或自我边界（我和非我）

有机体内部发生的认同和疏离的活动。我从这里开始。然后，自体转回到生理接触边界，认同有机体为"我的身体"，而环境处在"外部"。不过，有些时候我会认同皮肤之外的东西为自体，无论是衣服还是使用纯熟的工具（我的合气道训练，鼓励我们把棍棒或是刀剑作为自己的延伸）。我也可以把皮肤以内的部分疏离为他者（极端的如摘掉坏死的器官）。我可能对"他者"在生理上从何处开始也所知甚少，如果我在婴儿时期生理接触体验较少，则尤为如此。或是我保持身体某些部分不动，减少移动

41

也就意味着降低感受性。（和来访者的工作中，我的体验是坐着不动的人是在回避感知。）如果我习惯性地认同环境的一部分为自体，或是把我的生物有机体的一些部分作为"他者"，我将很难在生活中优雅行事。后文我会更多地讨论这类的"边界扰动"（boundary disturbances）。

如果以上两种边界有困扰，问题就出现了，致使自体变成了环境的另一极。正如我希望我的解释能表明的，这些边界实际上大相径庭。

3. 人格边界（客我和非客我）

这是我告诉自己和别人的那个"我是谁"和"我不是谁"，我的义务和价值，我的性格和自体感，我的家、工作和家人。这也包括我所接纳的那个别人所说的"我是谁"：在社交环境中我怎样被看待。比较成问题的是，这将包括因变化或未知而恐惧所造成的僵化。[①]

接触循环

我们可以用循环的形式来观察单一的接触片段。但愿这能让所有我写下的过程都更易于理解，看看它们如何共同作用，赋予我们与世界进行接触的能力，并且在接触的过程中成为我们自

[①] 这是波尔斯特夫妇（Polster & Polster, 1973）所称的"我-边界"（I-boundary）。然而，他们更加看重这一边界，因为他们并不探讨或接受自体的关系式观点，并因而将上述 2 中的自体/他者边界等同于人格边界（Philippson, 1996）。

己。PHG 这里的描述十分文雅，我会尽量引用他们的话。

1. 前接触

接纳既有但并未参与的阶段。图形是分散、虚幻且无序的，可以理解为对整个场的感知，而并非"我的"感知。随着本体感受（身体感觉）大量涌进场中，身体显得突出。这是自体的本我功能，此处它是一种可能性，并不是实际存在的。

2. 接触中

（1）随着接触边界的形成，食欲和环境中的可能性交替成为图形，其余的环境和身体体验逐渐成为背景，这时有一种情感。自我功能已经启动，肌肉反应也开始了：转头，眼睛聚焦，身体移动向环境中的某种可能性。

（2）食欲成为背景，环境中的某种可能性是图形，变为一个"对象"，在靠近和克服障碍、可能性的选择和拒绝、刻意的定位和控制的过程中，存在着一种攻击性。自体通过自我的认同和疏离功能进行扩展："我正在做的，与那个对象相关。"

3. 最终接触

与无关紧要的环境和身体的背景相反，目前令人兴奋的目标是图形和联系。所有那些深思熟虑都放松了下来，知觉、运动和感受形成了自发的统一行为。在图形你（You）之中，觉察处于其高光时刻。注意此刻**自体**是充足饱满的，而"自体觉察"（聚焦于自体评价等）处于最低水平。

4. 后接触

这里存在有机体/环境的互动，但不是图形/背景（没有新的图形在形成中）：在从自我回到本我的移动中，自体有所缩减。人格或是得到了确认，或是获得了更新。随着图形消散，出现一种满足和/或哀悼的情绪氛围。

示例

在无数觉察和接触（前接触）的可能性中，我感到胃部不复充盈，我发现眼睛转向了厨房（接触中）。我觉得不满足。我走进厨房，轮番瞄着面包、汤罐、奶酪。最让我感到舒心的反应来自面包和奶酪，于是我做了个三明治。在我品尝着三明治（最终接触）的时候，最明亮的图形是其色香味配合着逐渐升起的胃部舒适感，这让我心旷神怡。当我享用完毕（后接触），我还回味着奶酪的余香，不过兴趣逐渐在消退。那么接下来呢（前接触）？

我的儿子罗伯特进来了。我的目光转向了他，感到很温暖（接触中）。我们眼神相遇，我微笑着打招呼（最终接触）。看着他的脸，听着他的声音，我感到愉悦。由于在对方那儿并没有特别的需要，之后我们各自把注意力移开了。那么接下来呢（前接触）？

给困惑的格式塔治疗师的两个注释

了解格式塔理论的读者可能注意到，我这里的解释与其他格式塔作者区别有二。

第一，你可能看不出我对**"本我"**的定义。原因在于 PHG 讨论本我时模棱两可。进一步说，我相信这个模棱两可与格式塔治疗存在各种不同的理解和实践有关。

我使用的 PHG 对**"本我"**的定义，出自《自体、本我、自我和人格》那一章。它是弗里德伦德尔（Friedlander，1918）的"零点"，即预分化的前差异化（pre-differentiation）。它是一个"无自体"（*selfless*）时刻，对既有敞开，但不与任何图形连接。闪现的图形稍纵即逝，并且"身体变得突显"（PHG）。这个状态与我坐禅的体验及东方"空"的概念有联系。我把这称为"本我 1"。另一处 PHG 谈到本我的地方是在接触的 4 个阶段模型中："1. 前接触：身体是背景，食欲或环境的刺激是图形。这被觉察为情境的既定事实或本我，消解于其可能性之中。"既然末尾的"消解于其可能性之中"，更多地是从上一个定义中传承下来的，如若去掉它，得到的结果就完全不同，与伊萨多·弗罗姆（Isadore From）及乔·拉特纳（Latner，1986）所使用的"本我"更接近。我把这个称为"本我 2"。实际上，本我 1 更适合循环中的后接触。自体缩减，没有图形/背景。这样的话，问题则出现在顺序上。循环没有起始也没有终点，但这个循环被线性设定为 1 到 4，这样就把空的状态/本我 1 当作终点，刺激/食欲/本我 2 当作起始点。这会带来问题。**本我 1 顾及但本我 2 没有考虑的是，整体先于部分，亦即，我视为格式塔场理论基础的东西。**因为在我能够识别"食欲"或"环境的刺激"之前，一些自我功能/选择已经发生，自体和他者也已经分离。

觉察到食欲或环境中的刺激物，这就是自我功能。场产生了分化，接触边界在形成中，"自体"和"他者"的两极得以浮现。众多环境刺激的可能性和食欲中的一个在形成图形。在本我 1 中，并没有真正的接触边界。这就是为什么本我 1 的定义强调在这种形式下感觉质量存在"虚幻感"。可以这么说，我的眼睛、耳朵和本体感受器，是整体场而非"我的感觉"的本体感受器。

在这一章中，我（希望能够）呈现出更加连贯的接触循环形式。

第二，也许你更熟悉起源于克利夫兰格式塔学院（〔Gestalt Institute of Cleveland〕Zinker，1977）的另一个"觉察循环"。它和我在这里展示的格式塔理论并不匹配，动员和行动是觉察/接触过程的固有部分，但是如果把延迟、思考和计划（PHG 称为"自我中心"）加入接触中，这就确实符合我们的觉察了。然后，抵达最终接触的能量/行动所具有的一致感知/觉察/动员活跃度，就会分裂并相继发生：这是自我中心的目标，在困难的环境中延缓行动，在身体力行前先在想象中演练一遍。

我在这里提出的循环，其每一阶段都包含不同程度的感知、觉察、赋能、行动和接触。每个方面都具有相关性，而不像克利夫兰循环那样，许多是内部心理因素。因此表面看起来相似的理论，实际上其基本假设和哲学观的构成迥然不同。

关于这一点我会在第十四章中再多讲一些。

身份和时间

我们理解为"自体"的一个主要部分是，随着时间推移，我们对连续身份所具有的感知。因此感觉到正在写作的彼得，在伦敦长大的彼得，以及今天傍晚要和朋友会面、下个月要去参加某个会议的彼得，他们之间是有联系的。就像我说过的，如果一个自体的关系理论把变化解释得非常容易，那么它所面临的挑战就是说明这个连续感。这正是我现在要讲的内容。

首先，格式塔疗法如何看待时间呢？格式塔的理解（Perls，1969）是这样的：对我们来说，并没有叫作"过去"或"未来"的"东西"——只有此时此地。这个说法常被曲解为好像我们认为历史和未来并不重要，而且就只能觉察在治疗室中和我们一起发生的事情。这种断章取义，并不是其真实含义。此时此地包括我们的记忆，有时它能够代表已发生的事，但有时并不准确（通常来说，至少有些部分不准确，其他在场者的陈述可以证实！），同时也包括我们对即将发生的事所带有的希望、计划、恐惧和期待，同样可能准确，也可能不准确。加强后面这些对"未来"的表述，则过去一系列期望的记忆进入了体验中，然后成为记忆。这些记忆背后隐藏着我们所生活的宇宙的一个主要特征：可预测性。我们所记得的和此时此地发生的非常一致，和我们期望此时此地具有连贯性的记忆也非常一致（因为我们倾向于使用与期望一致的方式去记忆事件）。

如果没有记忆，没有宇宙的可预测性，我们就无法从体验中抽象出被称为时间的这个格式塔，那么也就无法超越即刻感知数据，抽象出叫作自体的格式塔。因此康德把对时间的消磨感理解为先验的模板，在此之上我们投射感知数据。相关的格式塔视角则认为，这个说法一部分正确，或者说也有某种方式与世界的现状相符合。否则，使用这个模版不会让我们获得意义和清晰感。但如果注意到两件事，我们就会发现这里发生着更复杂的事情。

矢量觉察

第一要点，所有觉察都是此时此地。别无他处。一段往事的记忆，包括选择哪个记忆及如何回忆，都在此时此地。进一步说，哪怕描述再精准，任何事件都比回忆丰富。记忆只是从我个人观察的视角，带着图像进行"填空"，然后赋予体验意义。①当我视觉化（visualize）一个未来事件时，我会根据当下的希望、恐惧、期望和承诺去进行这一视觉化建构。我的视觉化内容有可能实现，也可能不会实现，正如记忆中的事件有可能像我描述的那样发生，也可能并没有发生。但这个回忆和视觉化都是当下事件。

第二要点恰好与之矛盾，我不能单纯觉察某一时刻。如果不作为某个移动和变化过程的一部分，那么我不相信我们可以觉察到离散的事件。对差异性、变化、新奇的觉察，都只与我们感知的事件相关。这是格式塔心理学的基础。因此，我听到 B 调在音乐中与 C 调和 E 调不同（即，在 B 前面和后面的音符情境中，或与 B 一起演奏），甚至那时只与声波背景相关，让我能够清晰地听到这个音符。草丛中的蜥蜴只有在移动时我才能看到它。如果我与静止发生相对运动，只有通过移动或是眼睛的再次聚焦，我才能觉察到它们。新奇是觉察的重要一面，而新奇必然涉及时间（这是此时，不是刚刚）。除了最简单和本能的层面，有机的

---

① 这是格式塔心理学闭合律的一个例子，我们可以在感知上完成一个未完成的东西。

自体调节还包括基于"过去"记忆对"未来"产生的投射：从我的体验来看，执行这个行动很可能达到这个目的。

所以我们发现一个奇特的悖论：觉察到的内容处于此时此地，而这个觉察只能经由时间流动得以实现。我通过讨论数学家们所说的矢量来进行理解。矢量是既有数字计量又有方向的量。比如速度是一个矢量，因为只有说到一个物体移动有多快，以及在什么方向上移动，速度才能完全得以限定。前文写的关于觉察和运动或新奇的内容，可以换种说法，我们的感知旨在为觉察矢量做准备。再进一步，"此时此地"那个时刻本身就是一个矢量，只有在从过去到未来的运动中才得以理解。所以我在此时此地的打字体验，其架构形成于我之前的思考和打字训练，以及我对未来读者反馈的期待。

人类带入时间体验的是我们的觉察矢量，还有我们把过程变为物的能力。因此，我们把此时此地每个时刻的流动矢量演化为一个东西：时间。但若是讨论一个关系，这只是部分解释。因为我们也知道，我们感知的环境已经由自己的观念进行了有效阐释，所以那个时间必然也是一个有效的抽象概念。有一种强有力的感觉让我们知道这是正确的。说我们拥有把过程变为物体的特质，这和量子物理学中"波函数的坍缩"的概念是吻合的。它认为物质与观察者的关系隔绝时，不具有固定形态。确切地说，它处于"概率波函数"形态。被观察时，这个波（过程）"坍缩"为一个或多个可能的物理状态。量子物理同样指出，时间可以做一些有趣的事。"此时此地"可以蕴含过去和未来的意义。引用祖海尔（Zohar, 1991）的论述如下：

不同时间发生的两个事件，以一种看起来就像同时发生的事件的方式影响着彼此。实际上，它们是以某种同步的跳跃设法跨越了时间，而这突破了所有我们在常识边界内的想象。

因此，时间的概念既浮现于我的感知，也出现在我所感知的宇宙属性中，特别是浮现于我们之间的关系之中。

进一步讲，我们也是那个量子概率论的一部分。那么，在我存在于宇宙之中这个过程里，当接触边界（"有机体的我"和"环境"）形成时，我便成为固态的自己。在这之后，我的过程与环境的过程相遇，进而形成物和事件，这些被我们感知为矢量，即有方向。然后，在这个事件的流动中所固有的变化和运动，被自然地抽象化为时间的概念。

通过这个此时此地的视角，我们可以观察这些因素，它们结合在一起，随着时间的流逝给了我们一种身份感。

对我发展成目前我是谁的记忆：以此方式，我可以把我的哲学研究、格式塔训练、理论上的深思、我正在上面打字的这台我所购买的电脑、学习打字的课程，带入我正在写的东西中。

他人对我的记忆，和我自己的记忆还是相当一致的：比如，我姑姑让我想起小时候吃多了生病的故事。

我的连续性的无生命物证，比如我亲手写的段落和语句。看着这些词汇，有些我记得写过，有些忘记了。其他无生命物证包括我写的音乐、买的或制作的东西、看过的景象、印象深刻的食物。

我的计划：我坐在火车上，目的地为伦敦。我有些其他计划的记忆，还有之前往返伦敦的回忆（一般都到达了！）。

我参与到别人的计划中：我知道我要去见的人基本上会和我在伦敦碰面，即使我们两人都不住在那儿。最新消息：因为宇宙固有的不可预测性，尤其是英国的火车，我们差一点没见到。

我参与的人类之外的过程：现在是春天，树木发芽了。从我前些年的记忆中，我可以在脑海中形成大树枝繁叶茂的景象，还有到了秋天落叶缤纷的场面。

在一个具有高阶可预测性的宇宙环境中，这些体验的总结对于自体体验的连续性是必要的，但不是充分条件。看看人们在预测失灵时的体验，对呈现这个必要性是有帮助的。我想到难民的体验，想到被裁员或流离失所的人、那些忽然丧失亲友或是孩子离家的人、彩票中奖赢得巨额财富的人的体验，诸如此类。在这些情况下，人们通常有一种自体状态断裂的体验，感到生活要重新来过。接下来展示这个可预测的不充分性，首先，想象一个完全可预测的宇宙。现在随着时间的推移存在连续性，但丢失的是宇宙某一部分和任何其他部分之间的互动边界。这将成为一个宇宙机器，在那里不存在主导感（我正在做这个而不是那个）。没有他者，所以也没有自体。因此，宇宙中构成自体体验的另一必要条件是不可预测性！以下内容改述自一个禅宗公案（原文是关于永恒和无常的）：

> 和尚到了禅师那里问："前面两天我生病了。请告诉我您教了哪些题目，我错过了。"禅师跟他说："昨天我教的是宇宙的可预测性，今天我教的是宇宙的不可预测性。"和尚反对说："宇宙怎么会又可预测又不可预测呢？"禅师解释道："昨天可预测，今天不可预测。"

量子自组织

开始复杂内容前，我们简要回顾一下简单（！）的内容！"自体"只有与另一极即"他者"同步且建立连接的时候才会产生。第一现实是接触边界，它同时为有机体和环境塑形，连接双方，也区分彼此。

在日常的物质生活层面上，我可以把这个接触边界在时空上相对准确地看作我的皮肤表面。只能说相对准确，因为我知道表层皮肤内部发生着分子和亚分子的变化，混淆了哪些属于内部，哪些又属于外部。更为明显的是，空气、糖分、排泄物、皮肤鳞片、毛发和其他细小物质在内外不断交换。不过在这个层面上，我们基本上可以理解"客我"和"非客我"的意思。

然而，我的功能运作的某些方面服从于完全不同的考量范畴。检查我的大脑功能运作时，我在亚分子层位于电子交互的领域——也就是处于量子理论范畴。而量子世界和我们常识中的事物具有巨大的差异性。（并不是说量子理论描述的只是微小世界，而是它的效应最适合在此地检测。）

我受惠于达娜·祖海尔的观点，她在《量子自体》（Zohar，1991）这本书里进行了阐述。本书中我无法公正地照顾到她思想的丰富性，建议读者去看看她的作品。此处我的关注点在于量子世界中对某些互动方式的描述，观察它们与心理治疗中遇到的现象有哪些相似之处，接下来我将研究一下，量子风格的接触边界会是什么样子。

物质世界中，有些东西在某一时刻看得见摸得着，也许还可以移动，我可以随着时间和空间的变换去体验这个过程。而在量子世界里，这种区分就失灵了。比如电子，它可以表现为微粒——一个**物体**，成团存在且有位置，通过碰撞其他物体来发挥其物理作用力；也可以表现为波——一个**过程**，有方向且有能量，呈现出类似于海浪的现象，正如我们站在海边沙滩上所熟知的那样。另外，电子所呈现的面向依托于我们所使用的测量仪器。作为粒子测量，获得的是粒子行为；作为波来测量，得到的是波的表现。并且，我们无法把它同时作为二者来进行测量：海森堡（Heisenberg）的测不准原理说越精确地测量其中一个，另外一个的测量就越不准确。盖尔曼（Gell-Mann, 1994）（使用与祖海尔明显不同的方式）给出了一个对量子力学的解读，就以不同的可能性为平行历史进行分支而言，我认为非常具有建设性。测量电子的性质（比如位置）时，我们向下移动了一个分支，它的可能性变为"1"（确定性）。而动量的测量在另一分支上，在测量位置的分支上无法接近。祖海尔和盖尔曼有许多引人入胜的著作，其中很多超越了时下的研究。接下来，我希望指出这与格式塔心理治疗所论证的自体的某些相似之处。

首先，我们必须明白，大脑过程存在于量子物理所描述的范畴，以及亚分子和电子的领域。因此，描述与意识——其核心为大脑活动——相关的现象时，我们预期会有量子效应。量子理论不仅仅是意识的一种类比。

第二，从选择的角度来定义自体活跃的自我功能时，格式塔治疗也会讲到分支历史，自我正是这样，是从本我的众多可能性向实现某个单一可能性分支的运动。

第三，格式塔提出事件与过程的二元论。我使用格式塔方法工作的体验是，通过强调过程或场方面的方法论，来访者把他们的生活体验为他们重点投入的过程。而且，这正是浮现出类似"这是我，而这是我的世界"样貌的接触过程。这个"粒子/波"的二元性也和格式塔的并存现象相似，就是我之前讲过的（像波的）自发行为和（像粒子的）自主行为之间的并存。在自主和自发的相互影响和作用中，自体状态形成了它的特色。

最后，量子理论将一个非常精确的预测理论完美地结合在一起，这个理论也认为宇宙并不是一个"因"自动创造一个"果"的机器。宇宙有无穷的选择点，一个互动（比如，对波或粒子的测量）会带我们进入一个新的分支，一个相同的因会在那里引发不同的果。某些结果比其他结果具有更大的可能性。同时，我们所知道的物理宇宙具有如此高的概率，以至我们认为它是可预测的。故而，我们恰好得偿所愿：可预测性和选择。

因此，量子理论描述的宇宙和我们理解的自体状态十分吻合：有其可预测性和不可预测性的领域；具有分支选择点；与头脑中发生的量子效应具有强关联。

接下来我们探讨初次会面和格式塔治疗的开端。这个理论将会如何帮助我们和来访者工作呢？

第四章
初次会面

当一位新的来访者（称呼她为简）和我会面时，我们会讨论她是否选择和我一起进入格式塔治疗。初次会面时重要的是，我们初步了解彼此，并承诺用某种特定（格式塔）的方式一起工作。

简是谁，她希望在我这里获得什么？通过前文呈现的格式塔场/关系的视角，这些问题与"我是谁，我要为简提供什么"是不可分割的。这些只能在我们的会面中得以解答，是我们在会面中共同创造的答案。

我唯一能够假设的是，简的生活中有些不满意的地方，她需要帮助，而且她在日常与外界的接触中，并未解决掉这些不如意。进一步说，我认为简尝试解决问题的方法可能部分地维持了这份不满（否则她就解决了问题，而不是来治疗），并且她向我提出的问题（言语或非言语的）只会把我们带到她惯常的挫败中，而不是问题的解决上①。所以，我知道在治疗初期，我和一

---

① 格式塔治疗确实有另外一种模式，就像是冥想或成长训练，是那些享受这个训练过程本身的人所采用的，而不是达成目的的手段。这种模式通常被作为心理治疗师或咨询师而训练和/或工作的人所采用。如果没有先接受相当长时期的另一种模式的训练，那么很少有人能够达成此模式。

个新的来访者之间常常会在期待上有所争斗。实际上，如果我并未感受到这种争斗，则可能是来访者以顺从/融合回避与我的相遇，或是我在回避与来访者的一些差异。

简很可能仍然用她熟悉的方式与我建立新的接触，带着对接触的希望和恐惧，以及她对自己的认知方式，并鼓励对方（我）以互相补足的方式对待她。

●

我们来看看在初次会面中，自体可能呈现的其他方面：当我们能够看到时，会做出初步的格式塔诊断。这个诊断信息必须来自我，同时来自简，因为我正在"诊断"的这个自体是在我们之间的接触（或者缺乏接触）中实现的。

本我

简来到了一个新的情境中，很可能第一次见到我，第一次待在我的治疗室，并期待建立这个关系能给她的生活带来重要改变。在这个不熟悉的地方，她需要为自己定位。她将如何介绍自己？我是谁？她可以在多大程度上相信我？我会向她提出什么要求，以及我会怎么看待她？

对于我和简待在一起的体验，我的本我过程是开放的。我还不知道向她提供治疗是否合适。我需要一个空间去观察，并把自己放在和简待在一起的体验中。我对她的直觉反应是什么？在多大程度上我是相信她的？她是如何试探我的？

积极回答这些问题属于自我功能的范围，但是能否恰当地使用自我功能依赖于简或我是否允许留一点时间，不受约束地"待在这里"，对情境的"既定事实"保持开放，这既包括环境中有哪些可以获得，也包括各自的身体都在体验着什么。某种程度上，这和在餐厅拿到菜单的那一刻是相似的。如果我不允许自己有些空间去浏览菜单，同时觉察一下身体反应——我饿吗？我想要品尝哪种口味？——那么最终我就会吃我常吃的东西，或者点些不一定会喜欢的东西，要不就直接选特价菜。如果使用这个空间，我可以跟身体的需要和菜单上的"环境的可能性"待一会儿，再做出就餐选择。

那么，对于简来说，她是否允许自己有这样接触前的时刻，接收但不赋予含义？是立刻就进入状态，好比直接赤身裸体，还是坐在她想象的世界中，对我和房间都视而不见，抑或她的需要和愿望都淹没于恐惧的洪流之中？我也可能会注意到，简看起来并不和我在同一个房间，或同一个世界。如果简否认这个本我过程，那么我不能绕过它。

简：（不看我，语速很快）我在一个充满暴力的家庭中长大，我总是跟一些对我不好的男人在一起……

彼得：我想打断一下。我意识到我们刚刚见面，你还不了解我，而你也没有看我。我想确认一点，你可以给自己一个机会看看我。我没有权利知道你的任何事情——除非你告诉我或展示给我。你选择告诉我什么，我很感兴趣。

简：（吓了一跳，朝我看了一眼）嗯……

彼得：你好……我想对你来说这也许有些吓人。可我觉得这很重要，尤其是那些你已经告诉我的关于你和你的关系的内容，你每一刻都去确认下能在多大程度上信任我。

对这个本我过程的允许蕴含着我对初次会面的立场。询问家庭历史并不是我的首选。实际上，以答我所问作为开端，会让一些来访者形成某种关系模式，在那种模式下，我是权威，可以询问任何信息。甚至（尤其是）间接的询问也是如此，比如书面问答。祖海尔（Zohar, 1991）把精神治疗中初次会面的情境，与量子力学中电子二元论的粒子/波进行了对比。依据我们靠近方式的不同，电子要不显示粒子行为（可以准确检测其位置），要不显示波行为（可以准确检测其动量）。但是两者并不会同时呈现精确性，而且其中一个越精确，另一个测量的准确性就越会降低。同样，在和潜在来访者初次会面时，优先考虑了关系的开启，那么我获得的事实信息则会相对减少；如果优先考虑询问信息，我就会错失在初次会面时建立关系的可能性，而且在这个阶段，也没有相关语境去了解这些事实对来访者意味着什么，并且告诉我这些对来访者有怎样的意义。在格式塔治疗中，意义是一种场事件，而不是客观事实。

从格式塔的视角，我的明确优先项就是开启关系。我确实需要询问一些事实，不过是在后面的第一次治疗阶段：简目前的身体状况（我是否在与她长期的抑郁工作？或者她处于暂时性的病毒感染后期阶段？）；一些心理状况（是否在考虑自杀？有没有幻觉？对我及他人是否存在暴力倾向？）；是否在服用致幻药物（处方或非处方类）；一些社交情况（生活中她有来自家庭或朋友的支持吗？在目前的关系中有遭受暴力的风险吗？——比如，她的男朋友会不会因为嫉妒而使我置于险境？）。我会带着觉察去询问，觉察这些问题可能会带来的关联性意义，并且仅限于我与简的接触范围。所以在我们同意建立关系之前，我可能需要不止一次的初次会面。

同样，从简的视角来看呢？她愿意接受我提供的这类治疗吗？她愿意对我提供的探索方式做出承诺吗？她在寻求"快速解决方案"吗？在我们做出决定之前，我需要简想一想她在治疗中的需要：

> 简：我男朋友说我应该做心理治疗。我也不知道——对我来说这更像是自我放纵。
>
> 彼得：我希望你先停一停，想想你愿不愿意为自己来治疗——通过这样的方式纵容自己——是否愿意下次自己付钱再来。那样的话我很愿意跟你一起工作。

我想在来访者的社交情况方面扩展下这个主题。对于新的来访者，我经常问自己："来访者有足够的支持系统来做她想做的治疗吗？会不会治疗结束后回到空荡荡的房子，把自己关起来独自面对恐惧？"如果我确信来访者太孤立了，无法进行安全的治疗，那么一开始我会帮助她建立起充分的支持网络，比如发展一段能够持续的友谊，或是求助于当地的日间照管中心和社区服务。如果来访者不想这么做，那么我不会与她工作。

所有这些都是以后某些阶段我会形象化的"既定事实"要素。格式塔形成的第一要素，也就是格式塔视角的"本我过程"，帮助我们确认在会面中出现的图形忠于它的根源，而不是陈腐的反应，比如"治疗师就是这么向来访者提问的"。

自我

在我与简初见时刻的"盈空"（fertile void）中，我会发现我的体验中那些我感到更有趣或吃力的方面。我觉察到有些方面在这个共享的场中十分突出：或者说，进入觉察和脱颖而出是相同的过程。简也在创建她自己的图形。重要的是，要注意到我们出现的图形很可能是不同的：我们是不同的人，在这个情境下有着不同的角色；而且对于简来说这是一个全新的物理空间，可对我来说待在治疗室就像回家一样。所以对我而言是图形的东西，对简而言有可能是背景，反之亦然——甚至，我们的场的某些方面同时是我和简的图形，但我们是用不同的方式在感知，因为这些图形与我们不同的背景相关联。我会尽力追踪这个我们两人形成图形的过程。初期阶段，我会问如下问题：

- 哪些东西是简觉得有趣或重要的？

- 我在简身上发现了哪些有趣或重要的东西？

- 简回避把焦点放在哪里？

- 简对我感受如何？

- 简对我有什么期待？

- 简在哪些地方具有灵活选择性，哪些地方习惯性待在"角色里"？

- 我是怎么感觉到要对简付诸行动的？这么做的话会发生什么？

- 我的感受如何？觉得温暖，冰冷，受到惊吓，兴奋，未能相遇，还是被淹没？

我提醒自己这些很可能是对简如何展现自己的反思，而不是对简的"存在"的陈述，因为那包含所有的这些可能性。我对来访者广义的"喜欢"持保留意见，因为对那些想要冒点险，向我展示她"让人反感"和不那么"有吸引力"一面的来访者来说，这会掩盖流动性反应的发展。

- 主要有哪些方法可以在开始之前让我们停下来？
- 简会不会告诉我太多，导致过于羞耻而下次不再来了？
- 她在想办法察觉我是否让她失望，或有虐待倾向吗？
- 她会通过暴力来断绝这个关系吗？
- 她想要签一个我做不到或不会同意的协议吗？治愈她的癌症；"搞定"她老公；让她戒烟；让她幸福？

那么，继续我们的对话：

简：看你的时候我感到害怕。

彼得：（感觉简要"拉着"我以获得心安，而这会避免对一个重要区域的探索）这个恐惧是什么样的形式？我或是你做些什么有可能会带来危险？

简：你也许会让我失望，然后我就不得不离开。

彼得：（觉察到这是我们关系中的一个潜在问题，同时也希望对此有进一步的探索）我做什么会让你感到失望？

简：你可能不喜欢我。

彼得：（重要的是我们不要基于此而建立治疗关系）我

认为如果基于喜欢和你接触，是在要求你继续表现出招人喜欢的样子。这看起来是有条件的，我希望对你的两面都开放，无论我觉得你做的是有魅力的，还是不那么有吸引力。

简：（陷入沉思）这对我来说很陌生。我总是试图让人们喜欢我。

彼得：听起来好像你认为不这样做的话我就会遗弃你。如果你感到有些地方我让你失望了，你就告诉我，而不是直接离开。这样可以吗？

这个阶段我想发出的信息是，我希望和简建立的关系，不要求她超出自己的选择去暴露自己，也不依赖于她要表现得可以取悦于我。我更愿意听到简对我的批评，并保持对关系的开放。我带着深刻的假定进入关系，即简的潜力远大于她的习惯性呈现。然而，我也会告诉来访者，除非他们选择告诉我或呈现出来，否则我没有权利知道他们的任何事情。

人格

简认为自己是谁？她怎样用言语描述自己？哪些特质她认同为"客我"，哪些相反一极的特质她疏离为"非客我"？

这个身份认同是简在生活中恪守的完整价值框架，还是一种防御性的僵化？她的美德只是为了保证她能够被接纳，安全，甚至只是存活下来？换言之，这种人格是简为了与外界连接所做的调整，还是本质上是一种让别人对她感觉良好的操纵？

我不会列个清单来问这些问题。某种程度上，在和新来访者建立关系的初始阶段，这些问题是我普遍感兴趣的可能性及陷阱的言语化。良好的开端有助于后续治疗更快，更清晰。如果开始时没有探索我们之间产生的重要议题，则会导致目标交叉，乃至失去方向。

需要注意的是，治疗合约的部分内容会围绕着这些话题，如：保密条款、费用、频次、其他基本原则（比如：周遭的暴行、取消须知、场次间的接触）。比如说，我需要告诉潜在来访者，有些时候培训和演讲活动需要我离开几周。对于某些来访者，我们可能需要讨论如何处理这些问题，比如和那个写信给我的来访者。

我认为初期会面趣味无穷并且卓有成效。我们着手开创一项事业，但结果如何谁都不知道。我们的关系"敏感地依赖于初始条件"，出发的方向会影响整个治疗过程。

第五章
接触中断

格式塔强调接触，因此要探索同时出现的相反两极：我们回避接触环境的方式（或者确切地说，让我们无法形成清晰明确图形的方式，这既与我们的需要和兴趣相关，又与环境能够真正给予我们的东西相关）。这一章我会确认并描述一些这样的方式，并讨论它们会如何影响我们的存在于世和治疗过程。

讨论这些"接触中断"有很多方式：格式塔理论学者分别列出了各自的清单，并以不同的方法做出了解释。在这一章，我的目的是把接触中断与格式塔的自体理论联系起来。熟悉格式塔理论的读者，在我的取向中会看到与其他取向的相似和不同之处。我会突出不同点，已普遍重视的则少着笔墨。

这里要指出的重点是，接触中断本身并不具有病理性，也不是个问题。它是自然的，是自体调节的一部分，让我们在有风险的接触（哪怕是重要接触）中能够自我防御，有时并不真的危险，但即便不危险，对我们来说也可能是异常可怕的。在那时我们也许完全不想进行这类特定接触。波尔斯特夫妇把中断称为"接触边界上的自体调节"。皮尔斯提出的问题是：被抗拒的是什么，被促进的又是什么？出现问题是因为中断成为我们生活在这个世界上的固有模式，无意识且僵化，并非基于当下的实际情况。

分裂

这一章通过研究我们与环境断开关系的最基本方式，来探讨接触中断。如果环境作为一个整体去体验时，让我感到困惑甚至不知所措，而且我也没办法简化它或减少其侵略性，我就会分裂自己。自体是关系式的，这个概念本身就存在一个可能性，一个人与环境的互动会形成不止一个自体，从每一种与环境的接触方式中都会浮现出一个自体。比如说，面对时而黏人时而疏离的母亲，有时候孩子唯一能够处理这种摇摆不定的方式，就是浮现一个个自体过程来应对每个极端。跟黏人的妈妈在一起，孩子可能是顺从、融合（参见下文）和安静的，同时也感到沮丧和窒息；和可能会抛弃自己的妈妈相处，孩子会感到愤怒但同时寻求关注。为了维持分裂的保护，孩子的两个面向会相互避免被对方察觉。任何时候都是一个是"客我"（认同），另一个是"非客我"（疏离）。有些人分裂的程度到了他们永远也不会从一个部分自体（part-self）看向另一个：这样的人会被区分为"边缘型""自恋"，或是"精神分裂"；其他的（稍微健康的）人在不同部分自体间互动，比如我们后面会谈到的内转（retroflection）。

从这个角度来看，关键要认识到这两个自体（记住这是两个变化过程，而不是物）可以有效地视为两个不同的自体，即使他们也会被看成一个自体的两个方面。在这里过程比物更说得通。谨记，过程的一边和另一边在性质上不同时，接触边界才会形成。这样说来，接触是在两个分裂的自体过程中形成。这一分裂过程不限于两个：具有"多重人格障碍"的人分裂成许多不同的自体，每一个都避免察觉到另一个。他们有着不同的性格，甚至不同的名字。

治疗中，人们通常会发现他们的行为方式，并不是他们所想的那样。比如：

> 简：这周发生了一件让人意外的事。我男朋友想和我再去特内里费岛（Tenerife）度假。我说我不想去那儿了——天太热，人又多。后来我们决定了去希腊的一个岛。我们在讨论这件事时，我一直在想："这不可能是我做的吧！我通常不会这么坚持自己的立场。"

在有关"情境依赖记忆、学习和行为"（［State Dependent Memory, Learning and Behavior］ SDMLD）的讨论中，罗西（Rossi，1986）对这种分裂的自体过程的潜在生物学原因做出了详尽的论证。关于记忆的现代研究显示，记忆并不是一种磁盘记录，每一次进入它都会发生变化，而这种变化深受记忆者当下的身体和心理状态影响。所以如果我和让我感到安全而舒服的人在一起，回忆起的恐怖事件就变得不那么吓人了。另一方面，假设在不友好的公司环境下我回想起观赏某场电影的快乐记忆，被人嘲笑说喜欢这种没人爱看的电影，下次再想起这段电影记忆，就不觉得那么有趣了。大多数人都有许多"情境依赖"系统，每一个都牵涉到进入不同的记忆、不同的行为方式，以及对世界的不同解读。

再举一个例子，我说英语和德语两种语言（德语是我的母语，但英语我说得更流利）。在奥地利时我用德语思考和说话，我的行为和思维方式与我在英国用英语说话和思考时很不一样。

对于多数人的大部分分裂来说，我们可以察觉到存在其他的情境依赖系统。而只有我们真正地把系统分裂为一个（或多个）自体保护形式时，我们才烧毁了系统间的桥梁。从这个角度来看，多重人格障碍的不同自体是不同的情境依赖系统。

我们甚至会花时间在分裂的面向之间进行接触。明显的做法是跟自己对话，隐避点的，想象别人会用某种特定方式（不管是坏的还是极好的）看待我们，实际上，这更多地取决于我们如何看待自己。在分裂之间互动的一个优点是这些互动完全可以预测。它们回避了与另一主体在真实人际交往中的焦虑，在那里新事物和未知事物（双方都允许）可以在互动中浮现。来访者常常会表达对"失控"的恐惧。这通常意味着分裂，分裂的一边"控制"另一边，但从更深的意义来讲，"控制"处于可预测且模式化的过程结果之内。任何会带来新奇和变化的东西都被排除在外了。这里也有一种很强的拉力去控制别人与他的互动方式。

下文中我将呈现，这些微妙或没那么微妙的自体过程分裂，如何构成我们许多其他中断接触方式的基础。

性格

对孩子的养育通常都很重视"性格养成"或"拥有一个强大的性格"。把性格当成接触的一种中断看上去是有些奇怪，但有时的确如此。

我可以把和环境的关系设定成无数种形式：格式塔术语中的"自体"，在选择/关联中得以浮现（记住选择和行动被看成一个完整的过程，而不是两个分离的物）。我们可以通过缩小与人联系的可能范围来简化这个过程。属于这个范围的连接方式被我们看成"客我";其他的,尤其是另一个极性,我们视为"非客我"。

我们进行这种限制的一个主要途径是"建立限制围墙"(ring-fencing),把那些与我们深受其影响之人相似的联系和设定世界的方式围起来(或是模仿他们,或是避免做任何他们会做的事!)。那么在围墙的内部,是父亲的愤怒或是母亲的温柔(反之亦然)。这时我们正在分裂,就像上面描述的那样。某一刻我对这个复制品比如我的妈妈完全认同,另一刻则跃到围墙之外,行动方式完全相反。可重要的是,要注意,围墙之内的行为和可能性并不是妈妈或任何人的,而切切实实、完完全全是我的。不是我的行为多了些可能性,而是建起了围墙。这也可以称为缺乏对这一"大块"(lump)行为的同化(assimilation)。区分矮围墙和高围墙十分重要,前者的每一个部分自体看得见彼此,而后者的功能就是严格地进行分离。有关内摄和投射的章节会更多地讨论这类围墙的运作。

我们另一个简化和限制连接的方法,是聚焦于习惯性回应模式。通常在以下两种情况之间我们要创造某种平衡:把每个情境都当成全新的来对待,每个时刻都饱含新的可能性;或是存储些对常规状况的处理模式,这就不会那么累,同时也没那么让人感到兴奋或是孕育可能性。所以我在这里讨论的"性格"(按照皮尔斯的说法),和我们之前讨论的"神经症人格功能"一样,也就是我们不允许自己做出符合当下情境的更新。

这个接触中断是怎样的呢?当我们限制自己对环境做出可能的回应,只使用与可能性相关的一贯模式时,我们倾向于把接触限制在这些回应的另一端,前提是你喜欢。如果我们习惯性地寻求支持而不是挑战，我们就会转向支持而非挑战自己的情境和人，进一步说，通过扮演这项交易的一端，我们鼓励环境去扮演另一端。如果在我的关联中，我假定接触是关于支持的，那么我会倾向于引导周围的人和事物表现出支持性。如果面对一个对接触有不同定义的人，比如他认为挑战最重要，那么我这种连接方式必然会失灵。这种情况下，我的反应可能是愤怒、恐惧或困惑。这些情绪劳神费力，足以打断我与另一个人的接触。不过通常来讲，我会避免与这类人接触。

对于要求我跳出性格特质去与别人建立连接的情况，我确实有另外两个方法。我可以为自己重新定义这个情境（可能的话，也为对方这样做），这样我就能够按照性格行事了。我也可以基于我关于这个世界是什么样的、应该是什么样的内摄观点，把对方的行为定义成"是不对的"。这样做使我充当了对方行为的评论员，而不需要跟他直接接触。我甚至可能都没意识到，我这样做其实接受了对方的怂恿，将自己转换到了围墙之外，也就是挑战的那一端。很少有人能像非批判性的人那样，批判那些强烈表达观点的人。

我可以做的另一件事是，以可接受的方式来看待对方，而不是以更为准确但不可接受的方式。"好吧，他挑战我只是因为他害怕，哎，可怜的人。"从另一端来看，如果他决心就是不把你看成那个时刻你所是之人，那么和这样的人保持接触是十分困难的。

在下面的章节，我们会具体来看这两种情况的可能性。

内摄

每一刻，我们都在使用各种各样的方式，对环境输入和输出。在一个层面上，我们获取食物、氧气、太阳能。在另一层面上，我们接受感官材料：声音、光线、身体接触。在第三个层面上，我们接收信息：观念、书籍、文化、语言。然而，我们并不是被动接受。独自面对时，我们会去接触那些有趣或有营养的东西，同时远离那些无聊、恶心、有毒的，或者并非当下优先选项的东西。哪怕是最小的婴儿，吃到不好吃的东西也会吐出去，把头转向更有趣的东西。获取过程中，我们也会改变环境来满足自己的需要、愿望和兴趣。格式塔术语将此叫作"攻击"：每个有机体都会攻击其环境，使其成为我们能够以不同方式生存并获得滋养的空间。

然而从儿时开始，我们大多不是孤身一人。孩子面对的世界是复杂的，并带有多种冲突。孩子难以避免地要依赖于父母，不只是提供食物吸收营养，还要帮助他们理解周遭，使其能够在即将迈入的世界中生存。大多事情孩子除了相信父母，没有太多选择。如果妈妈说"和胡萝卜相比，你可能更喜欢巧克力的味道，但是胡萝卜对你有好处"，那么她是对的！可是，之后她可能会说："摔倒的时候也许想哭，但吃块巧克力就好了。"孩子们通常也会采纳这个建议。这种对他者（家长、老师等）面向的认同，叫作内摄。就是我之前讲过的围墙内的"大块"部分。

在他的第一本书里（Perls，1947），皮尔斯提出了一个观点，论述攻击性的发展阶段与婴儿牙齿的发育有关。他谈到孩子

"牙齿发育预备期"完全内摄的阶段。所有咽下的东西都是吞食而非咀嚼的。孩子生理（和心理）的牙齿还没长出来。然后牙齿开始发育：无论是啃咬和咀嚼食物的生理牙齿，还是获得体验和更广视角下的心理"牙齿"（比如开始了解具有不同价值观的其他家庭或老师，以及他们和这个孩子的相处方式）。孩子一开始用门牙咬开大块的食物，而后随着臼齿的长出，可以把食物充分咀嚼成糊状，这时候她的消化系统会加工并吸收营养，排出没有养分和有毒的东西。这样，环境就被改造成了孩子的一部分。

皮尔斯认为，心理上经历着相似的过程。早期，孩子并不具有超出基本直觉的视角去解读世界：一方面是好看的/能吞下去的/想要的；另一方面是讨厌的/要吐出来的/尖叫着推开的。比如说，洗澡＝迷眼睛＝不愉快＝尖叫。或者洗澡＝溅起水花＝好玩＝咯咯笑。这是完全内摄。而后，随着孩子逐渐变得老练，他/她会对其中的一部分说"是"，对另一部分说"不"。比如说："是的，我想洗澡；不，我不想洗头发。"这是部分内摄，皮尔斯把这个阶段与门牙发育阶段联系起来。孩子可以咬了，但是不能完全咀嚼。

这里有个双向错觉：小孩子觉得父母一直在说"不"，而家长感觉小孩子一直在说"不"。可以说两方面都对，也都不对。"是"常常通过默认那些认可的行为而得到表达（不管来自孩子还是家长），而"不"通常会在言语上讲出来。在要说出"是的"的情况下，一般是孩子问了问题，也许是一个需要许可的行为（"我可以在这张纸上画画吗？"），也许纯粹是个概念上的问题（"2加2等于4吗？"）。

如果没有内摄，最后的同化阶段会是："我知道头发要常洗，我也想洗澡，但我不希望洗发水进到眼睛里，那会很不舒服，所以我把头靠后，你要确保不要让洗发水四处乱溅。"就这样，一个复杂反馈关系就开始建立了，不仅仅是和父母的关系，还有和洗发水的关系。孩子识别出洗发水有两种功能——洗头发和辣眼睛——同时自己标识出来，使用其中一种功能，避免另一个。皮尔斯认为这和臼齿的发育有关系，也和孩子发展咀嚼并咬开大块食物的能力相关。

总有一些内摄最终无法被同化，因为我们很少看到它们遭到反对（比如文化内摄），或者对错对我来说不太重要（我同意儿子说的曼彻斯特联队是个很棒的足球队，但是我没兴趣花精力自己去探索）。这些一般不会给我带来麻烦——即便我的文化假设会给本文化之外的人带来许多理解问题。

然而，从内摄到同化的路并不好走，可以说困难重重。一些特殊情境下，人类具有抑制自己厌恶/呕吐的反应能力：当她的生存或安全受到威胁时。这种能力非常有用，与其饿死（没有任何吃或喝的），倒不如接受那些味同嚼蜡的食物。也有些人利用这种能力要挟他人（经常是孩子）为他们所用。（驻扎在越南的美国军队中有一种说法："当你抓住其要害时，他们的心和意志都会跟随。"）这种情境下的孩子（或者独裁统治下的成年人）学会避免与人不同，就好像他们的牙齿被拔掉了一样。

我要强调的是，内摄并不是抑制的必然后果。不管大人还是孩子，有些人会选择还击、逃离甚至自杀。当孩子到了可以做出其他决定的时候，内摄实际上是一个选择（无论自己有没有意识到）。当然，在这类情境下，其他的决定会带来更糟的后果。

示例

很多情况下，在有两个孩子的专制家庭里，其中一个会成为

"乖孩子"，放弃独立的权利以免于遭受惩罚；另一个则成为"坏小孩"，宁愿被惩罚也要有叛逆的自由。他们彼此看着对方的人生，然后说"我不想要这样生活"。其中任一孩子成年之后，都会以倾向于与人融合或者自我隔离（参见下文）的方式与世界相处。

现在我想对内摄的三个方面做出区分，实际上它们的工作原理大不相同。

言语性内摄。一些"逆耳之言"，常常起始于"你知道的，他们说……"："我不想得到"或"如果你真想做的话，你就可以做任何事"。我们的语言习惯，很容易突出这类内摄信息。但是，这些从父母或朋辈群体那里内摄来的说法，不仅与我们的判断力脱节，而且和我们的行为完全不同！也许它们就因此替代了对父母愿望的真正顺从，变成只是"随口答应"而已。在这里并不一定会出现分裂，不过言语性内摄通常伴有更加激进的内摄形式。

文化性内摄。这些是社会规范，包括：（在英国）惯例习俗如左侧驾驶，习得性习惯如说英语；整个社会或我们所生活地区普遍认可的态度和性格，例如和法国人相比，我们生活的地方对于触碰会更加谨慎，或倾向于认为英国根本没有民族特征。这里是有分裂的，基于一种持续情境的分裂：生活在英国。如果用反文化的方式行事，生活会十分不便甚至糟糕，尤其是如果我们靠右驾驶的话！另一方面，因为文化性内摄阻碍恰当的解决方案，所以有些情况更加难以精准处理。比如在英国文化中，我们避免直接批评的言论，如果说话时的声调未象化成为问题的话，我们很难表达出不一致的意见。

弗洛伊德指出，我们的愿望与可接受或合法之间总是存在冲突，一个解决方法就是把那些与文化内摄相关的部分分裂出来，去压制那些难以被接受的欲望。弗洛伊德把这看成驯服野性"本我"的一种必要能量。但是格式塔并不只是满足于指出这个情况，而是提供一个可以让来访者讨论的空间，带着全然的觉察，看到尽可能多的可能性及不同的后果——对自己的和对他人的——让他们得以探索自己在此困境中的解决方案。格式塔既不站在已然建构的社会的一面，也不同意个人是不受社会影响的。确切地说，格式塔微妙地兼顾双方，把个体和他的环境看成相互创造彼此的两极。请注意，这是个重要的知识点，因为格式塔的某些研究取向以损害集体性来强调个体性；从本书中我所介绍的格式塔视角来看，两者相互影响，如果不参考一方，另一方就无法被理解。所以，顺应社会的某些面向是我们的一种选择，这也影响着我们所处的环境。格式塔的调整是一种创造性调整。

内摄的存在方式。我们内摄了深刻影响我们的那些人的存在方式：父母、老师、圈子里公认的权威、专家和牧师。我们也会内摄家庭关系，然后在自己的意识和身体中上演家庭的冲突和分裂。[1] 在格式塔中，这种类型的内摄经常被描绘为把别人带进了自己的边界，其言下之意是，治疗的需求在于把他们驱逐出去，这个过程就像给中邪的人驱魔。从本书的视角来说，我们可以以不同的方式看待事物。

我正在练习认同和疏离的自我功能。通过认同我生活中这些权威人士的存在方式，我把从那个人身上感知到的相关可能性放在了前景。同时，我疏离了其他（另一极）可能性。这正是上文描述的"性格搭建"（character-building）过程。我用围墙围住了一些可能性作为"客我"，其他的作为"非客我"。但是当然，即

---

① 感谢彼特鲁斯卡·克拉克森的这一洞见。

便我把他人的脸庞放进围墙之内，相关的可能性也是属于我的。我只能用自己可能的方式行事！正如上文所述，有时我把围墙建得太高，以致根本看不到另一侧。而如果我看不到另一侧，也就觉察不到围墙的存在！

如果治疗目标是"驱魔"，那么引导来访者只是转换到围墙外侧的那一极就十分轻松（正如上文案例中那个苛刻的非评判者）。格式塔治疗的主题在于这个围墙（边界），它限制了接触和可选择性。治疗目标是保持重新整合的可能性，以便我能恰当且有选择地行事，有时像之前内摄的图形，有时不像。进而，我可以根据当下的场酌情认同我所有的面向。

同样，对立一极的情境是，我对我所疏离之人的行为建起限制围墙，并且拒绝像他那样行事。例如如果过去爸爸生气发火把我吓着了，我可能就会否认自己的愤怒，然后说"我不想像他一样"。再强调一次，这个局限性并非父亲的愤怒，而是围墙。我否认自己与愤怒相关联的那一面。一旦我整合并拆除了这个限制，我仍然可以选择不生气，但会拥有自主的视角：和父亲的对比就不会出现在过程中。再进一步，我更可能发现"父亲"的围墙里除了有不理智的暴力，还有坚定、果敢和强大等宝贵的品质。拆除掉这个围墙让我能够以可接受的方式拥有这些品质。

不管是哪种方式，围墙的两边我都需要承认和看重，然后找到对话的可能。一个为人熟知的，也常和格式塔相关的方法，是空椅子技术。这是皮尔斯从心理剧中引进的技术，把两个或更多个来访者的面向放在椅子或垫子上。来访者在椅子间移动，用椅子上的视角轮番说话，并创造一段不同面向之间的对话。其目的是促进不同面向通过对话进行整合，并创造一个不同情境依赖系统可以共存的舞台。（很明显，那些高筑围墙，从而否认围墙另一侧及围墙存在的人，很难接受并实施这个技术）。我会在后续的格式塔实验中更多地讲到"空椅子"技术。

以上是我对内摄的漫谈。希望能够帮助读者熟悉格式塔的术语，从而理解本书所使用的视角。简要回顾一下，限制围墙是我提到的一个重要理念，它定义了内摄，以及产生于围墙的分裂。和内摄工作包括为围墙的两边建立对话渠道：使用空椅子或者其他实验。目的是促进来访者在围墙两边自由移动，这与拆除作为静态边界的围墙是一样的，换句话说就是治愈分裂。格式塔治疗师不会"站队"，支持一边而去对抗另一边，或者致力于摧毁来访者的任意一面（即使这一面是虐待性父母的化身），而是允许疗愈的发生——这看似自相矛盾，分裂双方的死亡，意味着一个新人的重生。

投射

这是和内摄相反的过程。我们已经知道，在内摄中，和环境的重要组成部分——文化、人或一段关系——之间的边界，变成了内化的边界样板，我们跨越这一边界而分裂自己。在投射中，我们一般已经通过内摄过程分裂了自己。然后我们把分裂外化，把世界分成不同面向，一些面向与分裂的这一边具有相同特点，另一些则与分裂的另一边具有同样的特点。我现在认同内部围墙的哪一边，决定了我会敏锐地注意哪一边的特点，而对相反的特点反应更强烈，那是自己身上我所否认的部分，我也对别人身上的这部分特点吹毛求疵。不只是在人身上：我正在努力阐述的观点是，某种程度上，这些分裂和极性成了我们所有看法的基础，环境（有生命和无生命的）和我们的想象都会参与我们的投射性分裂。

我举个例子，希望解释得清楚一些。比如，我的家庭文化重视忠诚和勇敢，而强烈反对甚至会惩罚某些品性，比如和家里人吵了架，去外面寻求别人的支持（"家丑外扬"）或回避那些看起来很棒的人（"懦弱"）。如果我内摄了这点，我就会认同一个忠诚且有勇气的分裂自体，我重视那些具有此类特质的人，也会小心对待那些看起来不忠诚或懦弱的人。我可能会反对后面那种人，或对他们感到愤怒。

此外，我会在环境中寻找那些不赞同的特点，然后在梦境或想象中重塑它们。我可能期望我的所有物让我失望，然后付出大量的努力，让我周围的物品继续为我效"忠"。我可能会重复在梦里感到失望，或梦见总有一个人在追着什么。一般来说，我很少（作为与人合理接触的个体）会完全误解他人或情境，但我有期待最坏事情发生的能力——期待最坏的事发生让我失望——这就像我看待世界的哈哈镜。从我的体验或神经学的角度来说，如果我倾向于通过疏远自己的感受来切断我和环境的关系，那么我投射的可能性更大，并且更会脱离实际情境。我从环境中获取越少，创造就越多，或者获得的补偿就越多。这种情况走向极端就是精神病。

这个过程相当矛盾：我否认并投射到世界的部分可能在环境中被排斥（替罪羊），也会成为对自己的束缚，因为那是我需要却失去的东西。由于我给这个能力的负面评价，我经常把自己限制在那个最具破坏性的形式上。举个例子，我更愿意与之接触的是那些容易退却的人，而不是那些遇到巨大困难时允许自己逃开的人。家庭系统治疗师、精神分析师和其他一些流派的人已经作为先驱，鼓励人们去适应我们的投射。我已经讨论过，他们要以一种特定的方式对他人行事，那是极具操纵性的。

与其他接触中断不同的是，投射是活在这个世界上难以避免的情况。格式塔对图形/背景形成的全部描述都是对投射的说明。我们把需要、要求和感兴趣的东西投射到聚光灯下。我们使用的语言，正是一种对我们分类打包环境各个面向的方式的投射。我在这里引用《格式塔期刊》（*The Gestalt Journal*）上的一篇文章（Philippson 1990），是关于沟通中的协商的：

> 协商……通常包含内摄和投射。我将我的骨骼结构和腿部常常要休息的需要投射至我的环境，以创造椅子；我投射感觉官能（视觉及可见范围、皮肤的感受性）范围和要遮光或好看的愿望去为我自己种树。在另一层面上，我所感知的树也是基于内摄的：首先，对于我来说，英语将树与植物、动物和石头区分开了，但也把红杉和苹果树集合成了一个单个术语。最初与他人接触时我可以不带内摄，但为了满足在最初接触后的任何需要，我会内摄对方的某些内容（同样对方也是这样），这样才知道要问什么，或者可能的回答是什么，潜在的问题是什么，等等。（着重为原文所加）

所以确切地说，和投射相关的问题并不在于投射本身必然会带来问题，而是因为有些时候投射掩盖了其他视角和其他解决问题的方法，并因此让我们拒绝某些形式的接触和觉察。在这里，我们会比在其他地方都更清楚地认识到那句话：那些把我们与世界连接的，也将我们与之相分离。

投射与本我过程

之前说过，自体的本我功能处于接触的认同或疏离之前（图形/背景的建立，或自我功能运作）。这是个独立开放的过程，使我的需要、兴趣和愿望及环境中的可能性变得明确。如果我不允许自己经历这个过程，我还是可以用投射的能力来设置图形。这与开放地体验、放松并以相对开阔的视野开始有所不同，我会"保持警觉"：对通常与之接触的某种体验保持紧绷和戒备状态。那么在前文那个基于忠诚和不忠而投射的情境中，我可能会留意背叛的可能性，或我可以信任的人。我接触的准备工作是集中眼神，扫描环境，以适应我的投射。的确，以我的体验来看，对于通常通过投射而不是本我过程建立图形的人，一个很好的指标是，他们眼中经常充满一成不变的戒备。

以这种方式建立的接触通常是可预测且刻板的。本我过程的目的是允许这个独特情境的新奇性，而对其回避的基本假定（投射）是，新奇具有危险性和淹没性。

投射、移情、反移情及投射性认同

学过精神分析的格式塔治疗师重燃其热情，重新探索了其中的两个概念，分别是移情（transference）和反移情（counter-transference）。

移情是精神分析心理治疗的一个主要因素；也是和格式塔治

疗有关的一个因素，格式塔治疗以来访者和治疗师在此时此地的过程为基础。精神分析的假定是，来访者会把早期养育者尤其是父母的特征带到治疗中来，并投射给治疗师。这会被治疗师的中立所促进，所以理想情况下，来访者不会知道治疗师的任何事，没有肢体接触，而且在经典精神分析中，甚至也看不到治疗师，因为他坐在来访者的后面。

同时，治疗师会发现自己回应来访者的方式，和从前这个重要人物的方式类似：这是反移情。有时治疗师体验到被来访者压抑的情绪，这个过程叫投射性认同（projective identification）。

通过关注来访者的移情和反移情，治疗师可以了解来访者的早年经历。然后可将其纳入分析师的解释中，帮助来访者理解他的内在世界。

问题来了：格式塔强调治疗师作为真实的人存在，不刻意保持中立，治疗师和来访者之间的目标更注重接触，而不是移情和反移情，并且不会优先强调早年经历，那么这些概念如何在格式塔语境中应用呢？再进一步说，区分移情、反移情与投射、融合这些具有相似背景的概念，有什么好处呢？

我想区分的是，移情中涉及的投射是我在世界上建立基本人际立场的信号，是我与生命中重要的人接触时如何定位自己，以及在与别人的关系中，我怎样鼓励人们在与我的关系中表现或抑制自己。

我以亨特·博蒙特的研究作为起始点，他以对人们和相关方来说相对舒服的方式去荟萃了场视角，对接触进行了分析。在我们的先前体验里，自体/他者的一些接触方式是已知且相当舒适的，其他一些方式略带焦虑和无能感。与人相处的部分技巧在于与人协商的能力：共同创造一种双方都觉得比较舒服的接触形式，希望能达成我们所希望的结果并相遇。我认为，这个相互调谐（mutual attunement）的技巧建立在投射性认同现象的基础上。

这个相互调谐过程的重要性经常因其普遍存在而被隐藏，但在两种情况下，只有通过意识到这个地方的问题，我们才能了解正在发生的事情。第一种是，一个人不具备这种能力，这可能是因为器质性病变（大脑），或他的早期养育者也不知道如何与这个孩子调谐。这种情况下，总是存在一个延续的家庭模式，他们不知道如何与他人协商来满足自己的需要，或者无法满足他们的孩子及别人的需要。

第二种情况是，这个人在成长环境中经常不被接纳，或者表现独立的后果是痛苦或者危险的。这种后果导致协商的目的并非满足需要或愿望，而只是希望被接纳而活下来。皮尔斯称之为"操纵环境来获得支持"，这与"自体支持"有区别。自体支持是以得到支持的方式在环境中定位自己：呼吸，这样空气可以支持我；控制自己的身体，这样地球引力可以支持我；更广泛些，与自己及环境建立良好的关系来支持自己获得食物、朋友和娱乐，并接受环境从我这里有所取，进而实现互惠。如果你愿意的话，可以称其为接触性操纵。

"操纵环境来获得支持"有一套特定的行为方式，与场内的当前条件没有连接，唯一的功能是从其他人那里得到某种最小支持。比如：表现得很虚弱，这样别人就会照顾我；告诉别人我有多坏或威胁说我会伤害自己，这样他们就不再那么批评我；表现出恐吓的样子，这样别人会给我想要的，但是又不会靠得太近；或者告诉别人我可以做一切他们想要的，这样他们就需要我。

因此，对于格式塔治疗来说，被支持更像是回应我们在世界上的立场——与需要、愿望和兴趣及环境中与之相符的方面接触——而不是只让别人为我们做事。

从这个角度来看，我把移情和反移情当作来访者所青睐的接触和支持风格的线索，而不是直接导向早年体验。诚然，大部分接触风格是在早年习得的，但并不必然如此。来访者的表现是出于她向我要些什么，还是她把体验解读成了要求，认为我想让她做些什么？我是否感到被要求以某种特定方式与来访者工作？如果我这样做了（或不做）会发生什么？我们也可以从投射或融合的角度来描述这些过程，但某种程度上那是我日常存在于世的主要方式。

格式塔治疗的目的是接触和觉察，所以格式塔治疗师必须具备以广泛多样的接触风格接近他人（尤其是来访者）的能力，这与留白（be blank）的能力正好相反。这必然包含让来访者舒服或不舒服的方式。来访者只有感受到充分和舒适的相遇，才能体验到自己获得了确认（布伯如是说）。然而，布伯同样论证，他们也需要在潜能上获得确认，被当下让人感到不舒服的关联风格挑战。之后他们会发展出新的关联方式，这会为他们在世界上的存在方式增加灵活性。

这种方法会探索来访者的一些基本立场。治疗师任何虚假的"创造信任"的尝试（比如在一些治疗圈子里，仪式化的"信任游戏"成了陈腔滥调）都行不通，而是更强调探索来访者如何决定谁值得信任、谁不值得信任。来访者是否与他的环境充分接触，能否合理准确地判断他目前所处的安全等级，或者相反，来访者是否以一种僵化的模式选择相信所有人，或不相信任何人，也许只对某些特别线索如对方的性别、声调等做出反应，等等。这是来访者在世界上所建立关系过程中非常重要的基本信息，在治疗师和来访者之间及治疗团体成员之间的移情性相遇中十分明显。

内转

具有分裂的自体过程的人有一个可能，就是让分裂的部分相互联系，而不是与外部环境联系。这称为"内转"。这种方式有两种风格。

1. 把希望对环境做的事情，转向对自己做

有了一个分裂的部分，我就可以把自己（另一个分裂的部分）当作一个接受者，去接收那些我既想做又害怕向外做的行为。比如童年时期，如果表达愤怒会受到父亲的惩罚，我可能会实现一个自体，认为向外表达愤怒是危险的。这个过程也会反方向发生，但是：我会内摄一个生着气惩罚我的父亲图像，同时他也可能把他的恐惧投射到了我身上。所以，在我前文提到的限制围墙的一边，是我对于愤怒的恐惧，在另一边则是否认恐惧的愤怒。**如果围墙不是很高**，在愤怒的情况下，我会同时体验到愤怒和恐惧。因此，并不是我对生活中让我生气的人或情境表达愤怒，而是那个愤怒的部分自体将会攻击那个害怕的部分自体，而害怕的部分自体试图以安慰愤怒的部分自体作为回应，或者表现得闷闷不乐，或是同意父亲内摄的无理指责。

此外，请注意这种联系只在围墙足够低的情况下发生，二者可以相互"看见"。过去其他的历史因素会在其内心互动中重播：父亲对与其个头相当的人表达愤怒的恐惧；或者孩子采取保护行

动，把父亲的愤怒转向自己，以避免愤怒朝向妈妈或是其他可能让父亲进监狱的人。通常来说，家庭成员倾向于把他们的限制围墙建在大致相同的地方——即便他们习惯性地沉湎于其他面向。

有时这个互动基本或完全是非语言的。我们的身体就是为内转而生的！我们的肌肉大多有相应的"对抗性"肌肉，用以朝相反的方向移动胳膊或大腿等。再如我们可以同时调动肌肉向前和后退。两个部分自体进行对话，可以同时使用两套肌肉组织。此时我们会体验到紧张。这些都会占用很多能量，常会让人感到耗竭。身体紧张是心理困难的一个重要信号，威廉·赖希最早强调了这一点，他是皮尔斯的分析师之一，对其影响深远。赖希曾讨论过身体铠甲（*body armouring*），在身体工作中，这需要一系列的具体方法来进行。

格式塔也提供身体工作，但要注意视角不同。首先，相较于讨论一整套"铠甲"，我们的重点是两个（或更多）相反的冲动。这些冲动既属于来访者本身，也存在于双方发起的语言及非言语对话之间。皮尔斯批判了赖希的取向，他认为"铠甲"的概念助长了对过程的否认，这样紧张就会受到一些攻击，导致防御可能变得偏执（就像赖希后期的发展）。其次，在体验到心理障碍的人群中，这种内转的紧张并不普遍：之前我提到过，这只会发生在围墙比较低的时候，甚至可以将此视为心理相对健康的象征！下面我们看看围墙更高时会发生什么。

格式塔身体工作方法包括：

言语对话：把两套对立系统放在两把空椅子上，赋予它们声音，允许它们进行对话。

肢体对话：先朝一个方向移动，然后再朝另外一个方向。夸大一端的感觉，注意这对互动产生的效果。反方向移动，注意倒转之后带来的感觉。

把过程外化：掰手腕、捶靠垫、用脚踢，记住目的是提升觉察，让感受和过程得以完成，而不是处理掉这些感受。在格式塔中，没有什么需要被处理掉：这个过程是为了承认所有事，而不是否认什么。

接下来，我想讨论更严重的内转形式。

2. 对你自己做你希望从环境中获取的事

另一种称呼为自恋性内转（*narcissistic retroflection*）。这种情况下，可能是外在环境不安全，所以除了活下来所需的最小需求以外，我不敢冒险向外界寻求任何事情，也可能因为贫困潦倒，所以我的需要无法得到满足。于是我就为自己（分裂的一边）提供我（从分裂的另一边）想要的。从身体角度来看，如果食物没有了，我就开始消化自己。心理上也会发生类似的情况。想想那个美丽的少年那耳喀奈斯的神话故事，他看向水中的自己，以为是在看别人。如果他的朋友不消失，他是不会走开的；如果没有轻轻的微风吹动水面，他的完美形象也不会被撕裂。在这个年轻人的世界里，他唯一的朋友就是水中的倒影，余生将如何共存呢？

自恋的定义（《精神障碍诊断及统计手册（第 4 版）》[*DSM -IV*]）为：专注于自体，对他人缺乏共情，情感冷漠且自命不凡。这可能是公开的——未被发掘的天才（肯尼斯·威廉姆斯 [Kenneth Williams]："我本可以成为一个明星"）；也可能是隐蔽的，表面上谦虚谨慎，暗藏着愤怒和冤枉的感觉（正如

"坏蛋乌利亚·希普"①)。皮尔斯（Perls，1948）将自恋等同于内转。他指出人们惯用的是"自爱"（self-love），但这错失了重点。自恋者无法爱自己或爱别人（但常常会很好地模仿爱）。

描述自恋的病理性因素有很多种方式，著名的作者有克恩伯格（Kernberg，1975）、马斯特森（Masterson，1981）和科胡特（Kohut，1977），他们来自精神分析的不同视角。不过，在关系式自体的格式塔理论里，我们有一个非常好的理解自恋方式。自体在接触中成长：通过他人、新奇、兴奋和滋养。但是如果没有可靠的他人可接触，可让人感到兴奋或被滋养怎么办？比如孩子的父母病了，身体或心理上不在场，或者孩子感到不安全，不能向父母表达自己的需要。自体实现（在戈尔德施泰因［Goldstein，1939］的意义上：自体通过我的行为/接触得以实现，"人本主义心理学"对这个观念没有添加相关描述内容）的驱动力通常会强大到让婴儿把对理想父母的需要投射到不在场的父母身上。为了支持这个投射，婴儿必然会学习偏转那些与这个形象相背离的感觉材料：这包括最真实的情感接触！因而婴儿发展一个基于内转而不是接触的自体。

在这种形式的内转里，围墙必须建得很高，足以让接触的幻觉继续。这是靠投射出理想化的父母才得以实现的。代价是几乎完全无法把自己与环境区分开来。无法维持与环境的接触边界：反之，它被内化了。这出戏发生在我自己和我自己之间，而通常可以确信我的环境扮演了一个配角。

婴儿和一个接近真实在场的人接触时，可以学会处理那些让

---

① 狄更斯作品《大卫·科波菲尔》中的猥琐形象，有人认为他患有"肌张力障碍"。——译注

人失望的时刻，比如：父母不明白孩子想要什么，或是没打算在深更半夜还陪孩子玩，抑或那些日常真实的人与人接触中，出现任意一种配合不当。这些失望对于喜爱潜在完美投射形象的婴儿来说，相当于打开了他们觉察被遗弃的真实愤怒和绝望的闸门，还伴有一种自体崩溃感。这样的婴儿长大后，这种防御的表现是无法展示真实的温暖，无法区分意象与现实，如果有人真的在情感上"渡过"了难关，那么自命不凡（在一个极好的家庭中长大的完美的人）和暴怒并感到匮乏（总是别人引起的！）的感受就会快速交替出现。看起来让人满意比道德行为更重要；自恋的人不可信，她的承诺指向她理想化的白日梦（以及对这份想象的维持），而非一个真实的人。

关于客体关系治疗的批注

对于那些对客体关系理论（你也可以跳过这部分）感兴趣的人来说，在这里值得思考的是马斯特森（Masterson，1981）的说法，他认为那些展现自恋人格障碍的人，在与母亲的共生关系中没有发展出自体，至于为何通常在人际关系层面仍然可以表现良好，这个理论并不清楚：

> 客体关系理论的一个原则是，自我防御机制和自我功能的成熟与自体和客体表象（representations）的成熟是平行的。关于如何解释自恋人格障碍的争议就这样产生了，如果认为早期的自体-客体表象伴有较高的自我功能运作水平，那么它似乎违反了这条原则。（Masterson，1981，p. 11）

格式塔理论的一个成功之处在于，为这是如何发生的提供了理论解释，并预测了因此而产生的对人际关系功能运作的损害，而这与观察结果是一致的。首先，并不存在假定的共生关系。其次，下一个阶段的开始不必然要求上一个发展任务完成——我们会用另一个阶段的行为去补偿某个阶段发展的困难。这和丹尼尔·斯特恩（Stern，1985）对于儿童发展的实验和理论取向类似，我会在后面再多说一点。第三，格式塔理论预测，表现出自恋过程的人对体验的开放会较少，他们通过投射来决定哪些成为图形，并处理异常的人际关系情境。

与自恋性内转工作

与自恋性内转的治疗工作与我之前提到的内转冲动完全不同。这里没有与环境或自体的充分接触，来让那种矛盾的行为发生。自恋的人不擅长处理矛盾！这种内转不会带来身体紧张：他们一般都很灵活，持续地把自己塑造成他们所青睐的那种"让人满意的"形象。实际上，很多自恋者沉迷于健身、健康及完美的体型。他们也可能对自己的身体有种错觉，因为他们的感官与其情感和想要创造幻想世界的意图密不可分。所以自恋与厌食相关，他们觉得自己超重了，宁愿让自己挨饿，有时甚至到饿死的地步。身体工作不会碰触自恋的人，虽然自恋者会被身体治疗工作吸引，经常会（以我的体验）成为一个身体工作的治疗师。戏剧化技术比如双椅子工作也不会有效果：围墙太高了。和自恋者工作，一个主要因素是他们不会长时间关注治疗师的现实世界。这样做会失去他从儿时就维持的那个幻想世界，就要去面对绝望和羞耻，还面临着去回顾到目前为止他生活中的现实。还有个可能性是，治疗师被拉到支持来访者内心戏的位置。治疗师需要保持在场和集中，不要求来访者做任何事，给予接触但不强迫，觉察到自恋的来访者并没有真实地看到他，而来访者会有潜在想激怒或挫败治疗师的行为，目的是抵消掉可能破坏他的世界的形象。我支持马斯特森（Masterson，1981）回到来访者的理解。随着来访者慢慢地（经常持续很多年，并多次尝试破坏关系）能够跟治疗师建立接触，她会开始建立与外部环境互动的合适的接触边界，也会接纳治疗师给予她的支持，去感受绝望和羞耻。

很多评论家（尤其是拉希［Lasch，1979］）指出，这种自恋的形式在我们文化中十分常见，重要的是心理治疗师能够区分无论多么神经质都可以建立接触的来访者，和那些只是模仿接触的来访者。遗憾的是，寻找治疗师的人也确实需要有能力区分可以建立接触的治疗师和那些自恋的只是模仿接触的治疗师。

融合和隔离

考虑到接下来的两个接触中断，我们先回顾一下两个自我功能，即认同和疏离，关系式自体以此在有机体/环境场中定位。首先疏离能力允许建立一个自体/他者的边界；认同能力让人可以穿越边界进行互动和接触，所以边界同时分离和结合。有些情况下，人们感到害怕，会回避这些自我功能的一个或另一个，接下来我们将对此进行探讨。

这里有一个基本的存在极性：一极是"我掌控自己的人生；我来衡量什么事正确"，另一极是"我只是大背景下存在的一小部分：我的人生价值和轨迹主要由大环境规定"。融合中我认同后者这一极性，而隔离的情况下我认同前者。我会在下面讨论习惯性融合和/或隔离所蕴含的问题；值得再次强调的是，这是习惯性的，问题在于无意识功能（失去了自我功能或选择性），而不是这两个极性。回到前文对自发和自主的讨论并在这里进行对比，这很有益处：自发相较于融合——"随波逐流"；自主相较于隔离——"我负责"。

融合

> "你盛满了我的感觉。"（约翰·丹佛［John Denver］）

在融合（也可以理解为"一起流动"）中，我搁置一旁的能力是疏离：不管是和环境某一特定部分连接，还是和作为整体的环境连接。但在我习惯性这么做的时候，有些重要的事情发生了。我要建起限制围墙，并疏离包含着意愿、决定性、自主和自体价值在内的一整块区域，所有这些都被"攻击"这一个概念给概括了。在格式塔意义上，这个术语用来描述有机体在环境中维持生存功能之必需：考虑内摄的时候，我们研究的是（字面上的和隐喻的）啃咬和咀嚼。

我攻击环境是为了同化环境的一部分给我自己。这个食物变成了我生理上的一部分，这个知识变成了我所知的一部分，这个景就是我所站立的景。在融合里，我不允许自己这样攻击，之后将其投射给环境：我同化为自己的人、工作或信念系统，实际上在充满攻击性地吞噬我（或是我把自己压到了谁的喉咙里）。同时，我内转了疏远的冲动，疏离了自己的需要和兴趣。换句话说，如果我不允许自己疏离，我就打断了把环境的某些方面变成（背）景的过程。

所有这些会发生在许多不同的层面。我可能欣然接受社会或家庭的所有规矩，也不想要拉开点距离去质疑它们。在其他环境中，我会知道我选择什么，不选什么。而从神经症的角度来看，我也许长期否认所有疏离的可能。因此，神经症的融合被看作未分化的形象被大海淹没，没有充分地与自己接触，无法定位自己和大海的关系。

前文写过，我们倾向于将自己绑在环境的某些部分上，在那里投射自己的一些重要面向，并鼓励它们按照我们的投射行动。那么同样，如果我和一个人融合，把攻击性投射到他/她身上，我就把自己绑在这个人身上，尽量（甚至充满攻击性地！）鼓励他们接受我给他们的镜映。比如，对于心理治疗师和培训师来说，众所周知的一个陷阱是，接过来访者把他们看作如上帝一般存在的愿望，并表现得好像拥有来访者希望他们有的一切力量。

在讨论自恋性内转时，我们遇到了融合和疏离的一个重要部分：缺少自体和他者之间的接触边界。更准确地说，有机体和环境的生理边界帮助我定位和成长，但我没有把自体/他者边界与其关联起来。攻击性自体包含了另一个人的愿望、视角或规则，而我们表达攻击的"他者"那一方，是我们自己的另一面向。我们还注意到，这样做可以让我避免接触那些会带来新奇、潜在威胁和可能性的他者。

以下是一些不同程度融合的例子。

一对伴侣，二者都与对方融合

在这里，关系双方都表现得好像他们之间只有一个实体存在：只有"我们"，没有"我"。"我们"喜欢和不喜欢，"我们"知道彼此在任何情况下会做什么或想要什么。但在格式塔的因此也是关系式的取向下，我们要去了解其中的每一方。在你提出需求之前，就要求我知道你想要什么，这意味着你放弃了自己给我惊喜的能力、跳出性格做事的机会，以及与我之前感受到的你有任何不同的可能。为达到此目的，我们要避开外在环境中任何干扰"我们性"（we-ness）的东西。如果我们希望维持融合，就没有"安全的突发事件"：安全是一个相互抱持、边界僵化的产物，与环境中浮现的任何事物皆相抵触。同样，这不是单向的：我寻求与另一个可预测的人结合，这个动机很可能包含我想要避免祈祷书上所优美描述的"变化，以及这个转瞬即逝之世界的变化"。因此，我喜欢把两个人的融合过程看作：

（1）两人之间的边界消失；

（2）伴侣与其环境之间的边界不可渗透；

（3）伴侣的每个人都在分裂他/她的自体过程，否定自发性和不可预测性，认为它们危险且具有破坏性，并把它们投射到环境中。

当这种融合持续时，任何人都不会想到去治疗！只有当伴侣中的一方决定过更加独立的生活时，他们才会感觉到出现了问题；或是环境插手，如假日情事、一方住院或死亡。（医生经常观察到，那种融合度很大的伴侣若一方去世，通常没多久另一方也会去世）。如果危机是由一方拓宽视野而引发的，那么他们通常会寻求伴侣治疗，其中强烈的暗示是，问题在于正在离开融合的那一位。双方可能都很愿意相信这一点！

这样一对伴侣来到治疗，和一个重视个性、把融合看成纯粹坏事的治疗师之间，往往存在着明显的不匹配。而当受关系困扰的伴侣从发展自发性转而与治疗师的世界观融合时，会发生有趣

（但没什么用）的事。重要的是，格式塔治疗肯定自我功能中认同（"我是相同的"）的价值，同时提供在多大程度上疏离的自由选择（"我是不同的"）的可能性，并且知道在任何程度上选择疏离都是新的和可怕的，通过拒绝治疗师来练习疏离会更容易。

施虐受虐狂的融合

这种情况下，一个人对另一个人或团体说："我完全属于你：跟我做你想做的事。"另一个人或这个团体的角色要求是，他们接受牺牲，同意或要求对方绝对服从。他们这个版本的融合也是一样，希望在他们之间只有一个实体。受虐者和施虐者同等约束彼此。这是很明显的：

> 圣布赖德学校（St. Bride School）是一所成年女性寻求苦行的传统女校，前校长马丁代尔女士（Miss Martidale）在其出版的《女性纪律手册》中呼吁："纪律是人类基本的需要，很多人在回归这种认识。"（*Guardian 6. 2. 95*）。

传统上，指挥妻子被看成男人的责任，指挥孩子是父母双方的责任。在教堂婚礼中，女人承诺服从男人。当然，婚姻中所发生的可能和承诺大相径庭，在许多伴侣关系中，女人具有同等的话语权，甚至是指挥者。而且，每一次男人发出指令并得到妻子的服从，这条路径下每一次都是男子气概得到了确认；对女人来说，她投射了自己的攻击性，丈夫接过她交出的责任并发号施令，她感受到了自己的女性特质——甚至可能对不下命令的男人充满蔑视。

与工作或身份地位融合

融合关系不只发生在婚姻中或未婚情侣之间，也会发生在宗教环境、工作环境、俱乐部或职业联盟中。刚开始练习合气道的时候，我知道我享受的是每周有一个时间可以把责任交给另一个人，他教我，而我的功能就是服从：这对我来说是种放松，因为我在工作中一直要做决定。遗憾的是，17 年过去了，我现在花大量的时间在教合气道！

这种融合可以很放松和健康。但就像其他接触中断一样，这会成为一种生活方式。我以工作或生活角色定位自己，并与之融合——"助人者""受害者"或"成功的商人"——而失去了这种认同之外的其他感知。我甚至分裂出一些不同场景依赖的认同系统：在家是处于主导地位的父亲，工作中是一位服从的公务员；或反过来，工作中是个决策型的老板，在家则优柔寡断，等着别人照顾或让别人告诉他该做什么。在这些系统中，我放弃的是，在任何情况下，我都可以在多种生活方式中进行选择的能力。

皮尔斯（Perls，1969）把这种"合成""仿佛""角色扮演的"层次看作神经症过程的层次之一。一旦超越了无意义寒暄的"陈词滥调"层，我们就通过扮演一个安全熟悉的角色来避免选择的焦虑。皮尔斯（Perls，1978）讨论五个不同的层次时，更积极地讨论这一层：这是一个更接近发展心理学的理论。后面我会更多讨论，在这里我只引用一段：

> 但要认识到，无论社会是什么，做什么，都是一种"仿佛"的功能。很遗憾，这是个游戏，一个让很多人都特别当

真的游戏……你可以看到,这个"仿佛"的功能已经比真实功能的强度小了许多。

与我们的合作伙伴、工作、社交环境或文化相融合/适应是必要和可取的(就像我在讨论移情时说的)。格式塔提供了觉察我如何进行适应的希望,我可以因此而决定什么时候适应和适应到什么程度,还有,生活中当我需要处理一个特殊困难时,可以认识到我什么时候拒绝了分化的可能性。

隔离

我与沉默是天生的一对。

我们需要一个秉烛夜谈的机会。

(艾伦·帕森斯[Alan Parsons])

当我习惯性地隔离自己时,我抛开了认同他人的可能性,而是把它更多地投射到环境中,然后又在环境中体验到自己像要被吞噬。我为我的接触功能(五种感觉,以及沟通能力)筑起围墙,内转想要接触的冲动,这样我就可以与分裂出去的自己进行可预测且可控的接触。同时也抛开了对情境可能性开放的本我功能。所以,我否认自己可以认同环境中一些方面来形成图形的能力。

即使这样,吞噬的意向还是会出现,事实往往是,我在接触中的记忆和恐惧都是被遗弃。在投射的吞噬图像和害怕被遗弃之间,任何亲密接触对我来说都是不可能的。我再一次感到被淹没了，不过这次是在我自己投射的海洋里。生活中我也会把攻击的能量或自发的接触内转，变成反刍或幻想。让人哭笑不得的是，因为投射被恐惧渲染，幻想中的接触内容经常比环境中实际发生的还要伤人。通过幻想，我能体验到更好的定位，但与我的实际环境无关。从外界看，我的行为有些奇怪，自我中心，也不那么有效。我想到治疗团体中这些人眼神涣散，或聚焦在地毯上。而同时，他们通常觉得自己在看团体。但他们看到的团体大多是他们的投射。

再一次，这背后是自恋性内转过程。当我和环境的关系缺失时，我与替代性的自恋性内转，即我的另一面建立关系。我可能会根据对世界的恐惧，给这个"冒牌环境"一个风格，这种情况下的行为方式我们称为妄想症；也可能是我将对世界和他人的愿望理想化了，在这种情况下，我会把自己附属于那些我认为极其有价值的人，并把我当作极其特别的人对待。

我认为有一个意象非常有用，可以把它描述为空心的金属球，里面是磨光的，可以反射内在。坐在球中间的人无法与外在世界接触，但可以说服自己，说他所看到的一切都是外部世界，并不是他自己的映像。当然，这个意象可以看作过度简化版。很少有人如此严重地隔离自己；即使人们更强烈的愿望是聚焦在投射而不是现实上，尤其是面对那些让他们产生情绪反应的情境时，大部分人对真实外部世界还是会有一些感知的。不管怎样，想要知道这个意象能在多大程度上接管现实，我们只要看看那些"带有"神经性厌食症患者的过程就可以了，他们通常会表现出这种自恋的过程。即使快被饿死了，他们也经常可以说服自己，说他们很好，很幸福。

以格式塔治疗的场理论来讲，如果习惯性地回避环境，那么这个回避行为是破坏性的，而且限制了自体；反过来，如果习惯性地融合，那么对自体的回避也限制了环境。不过，融合和隔离的非习惯性方式，在格式塔治疗中被看作自发和自主，它们是我们对自己与环境进行连接并实际上进行设定的重要方面。

自我中心

考虑两个不同的情境。我边写作边享用一杯葡萄酒。酒杯摆在我旁边，嘴里仍在回味着西拉（Shiraz）葡萄浓烈的余香。有时我看到杯子，就会拿起来再喝一口。我不会把这个过程描述出来，也不会把它划分成认知阶段和行动阶段。我和酒的关系是直接的。另一个情境是我去参加商务会议。我有很多种方式和在场的人进行接触，但我不会直截了当地决定选择哪种方式。我的第一反应是先回到"内部"活动，一种幻想和潜台词的混合体。我要在这里给予什么并获得什么？人们会如何回应我？风险怎样？实际上，我创造了一个所处环境的象征性副本，在与现实环境接触之前，先跟副本商量一下。这样再决定我说什么，不说什么，显露哪些情绪，隐藏哪些情绪。

关键是意识到，在第二个情境中我会不时地打断自己和复杂环境的接触，让自己能够选择我想要的接触方式。我和其他在场的人以这种方式行事，是为了得到一个比重新尝一口葡萄酒的味道复杂得多的结果，这个结果在我们会面之后的一段时间里会继续浮现，而且已经包含了至少两个更深投射的会面。还有一点值得注意，如果我在会面中一直这样做，我就不会采取行动进行接触，而是以我想要的方式操纵会面的进行，同时不允许自己受到他人影响。

最后要注意的是，在创造环境副本的同时，我也创造了一个合成的自体副本，以便和这个环境相联系，这样我就可以观察这个行为，评估在现实环境中，我是否要冒险走这条路。人们通常称其为自体觉察，它只是我能够真正觉察的一个副本，因为"自体觉察"的行为打断了自体赖以生存的接触。我们在讨论自体的人格功能时，已经遇到了这种"自体觉察"的积聚。

这种故意拖延接触，变为潜台词和幻想的行为，称为"自我中心"。在非病理形式下，它打断或减慢即刻接触，为我准备重新参与更有效的接触留出时间。因此，它是自主功能运作的重要一环，在损失自发性方面进行权衡。然而，如果我与环境的关系长期处于复杂状态，可能是因为我的环境一直很复杂，也可能是因为我给环境带入了太多"未完成事件"，导致关系被搅得很复杂（比如提防威胁、选择困难情境多于简单情境），这时候很多事情会随之发生。

1. 把自我中心当成觉察。我认为这是精神分析的一个风险，它的理解保持在语言层面而不是直觉层面。我相信在格式塔的著作中，某些关于觉察的讨论也会说觉察是感觉的语言表达。在我的理解中，任何自我陈述，比如"我觉得饿了"，从格式塔的意义来看，都属于自我中心，而不是觉察练习。这是对我感觉到饿了这个接触的打断，我的感觉会随着我关注言语化的过程而降低。同样，言语化或自我中心化的行为并不自带问题：如果我需要进行复杂的行动来缓解饥饿（放下工作，去商店或餐厅），那我确实要这样开始。但是，一旦混淆了自我中心和觉察，行为上我就无法自发地行动了，我期望一种基于这种口头觉察的格式塔取向来抑制自发性。根据传统精神分析的观点，习惯性、不带觉察地这样行事，可以视为"精神分裂症"，从接触和感觉中后撤，进入智性或幻想的活动。

2. 把无声演讲、思考和计划重新具体化为"我的一部分"，称为**心智**。PHG认为心智是"无法避免的幻觉"，被处于"长期低等级突发事件"的状况引发，亦即处于任一情境复杂的环境中，不管我什么时候内省，我都会觉察到这些活动。然后我把这些象征性的或思考的活动视为有其生命，进而引发了像心智与身体之间的关系这类哲学"问题"。在简单的环境中，不会产生这种不间断的"思想"，只是偶尔需要思考。

3. 自我中心的风格是，任何未完成事件都会把情境复杂化。比如说，如果我认为环境会批评和拒绝我，那么处理和他人关系的时候，我就习惯性地变得谨慎，在自我中心里，我的自体评估很可能是自体批评和拒绝。这说明强调"确认"或"给予更多积极内摄"的治疗方法是牵强的，这是我和"低自尊"来访者工作的体验。当我们研究与自我中心工作的时候应该看到，重点是引导来访者再次发现更简单或更直接接触环境的可能性（和风险）。同样值得强调的是，格式塔的核心是接触边界上的体验，而不是调整来访者的"内部"活动。这里的假定是，当来访者重新确立接触边界时，内部活动自然会变化。

与习惯性自我中心工作

与任何的习惯性接触中断工作，解决方式都是让来访者重新与此时此地的体验建立连接，在治疗中从体验开始，发现她在接触中带有什么样的焦虑，在用一种新的方式接触时，出现了哪些可能性。如此，来访者可以重新决定她想要什么样的接触，以及回避什么。

同样，即使牵涉到持续的自体批评，我也不应该假设来访者会立刻接受消除自我中心的建议。任何习惯性行为对他的生活都有生物学上的重要性，戒掉任何习惯都会打破这个生态。这让我想起了一篇文章，关于只有在抽烟时才会聊天的同事，如果其中一人戒烟了，他们的关系就中断了。某种程度上，我的目的是把整个生态带入觉察，从而来访者可以决定要不要去冒这个险，从过去的方式进入一种新的方式，处理这些可能性和焦虑。

对于那些习惯于过分强调自我的人，我发现聚焦简单的感官觉察，有时候辅以鼓励来访者去做个按摩，是把更大的场带入觉察的一个有效办法。然后来访者可以探索因不再使用既有模式行事而产生的焦虑了。我会避免思想上的讨论，包括试图让来访者离开他极具批判性的自体评估。在任何情况下，当来访者与环境重新连接，允许他人对自己的评估感兴趣，并能够真正地批评他人时，那些都会消失。

其他接触中断

在格式塔领域，关于哪些中断可以被归为基本接触中断的争论（有些时候很激烈）很多。不同的作者提出新的"中断"，其他人试图与更基本的中断——比如 PHG 提到的那些——进行结合来减少数量。如果读了前文的内容，应该很明确地知道，我不认为中断是相互独立的，它们其实是以各种方式相互支持的，比如，自我中心中有内摄的批评者形象，融合中有投射性的攻击，如果是这样，那么就很难再坚持这个观点，即它们往往只发生在特定且相异的情况下。因此鉴于它们的描述能力，我很开心将以下内容加入接触中断列表，我充分觉察到它们也会和列表上的其他中断相关联。

偏转

这个术语是波尔斯特夫妇（Polster and Polster，1973）创造的，是我所说的"隔离"的一种形式。在偏转中，我经常以一种隐蔽的方式，把遇到的事情放在一边：答非所问，或是假装在听而实际上根本没听。或者我钝化了接触，比如笑着表达愤怒。接触边界不仅不透气，而且涂了层润滑油！像隔离一样，这个人不允许认同这个自我功能。

外转

这个术语由克罗克（Crocker，1981）创造。它指的是一个人对别人做那些她希望别人对她做的事，比如，当我希望别人拥抱我时，我去拥抱别人，当我需要支持时，我给出了我的支持。我发现这个很有用，还在我的实验库里增加了一个调换箭头方向的方法，这样来访者就可以体验到她/他所发生的信息。外转（proflection）的一个主要方面是把需要投射了出去，但不止如此：还有一种内摄认同了我正在寻找的那个满足自己需求的人。不管如何，这是一种常见的现象（尤其在那些"职业助人"的人群中），值得有一个专门的词来代表它。

去敏化

这个词是恩赖特（Enright，1970）引介的。它指的是特意让自己身体知觉麻木，这通常是对一个让身体疼痛或我认为会痛的环境的反应。从本质上来说，这是特别紧绷的，而且习惯性地关注在意识上，远离了身体感觉，在与他者的关系中，几乎不允许自己有任何感觉。所以它经常伴有自恋性内转，为了提供一种自体感，有时会出现习惯性自伤行为（比如割自己），这都是为了提供一些感官知觉，并在仪式上割断客我和非客我之间的界线。

对接触中断的学习

有些来访者，尤其那些习惯性地融合或隔离、非黑即白的人，需要学习使用更加深奥微妙的接触中断。比如，没有投射能力，就不可能有生活中的创造性。我要先把我的设计投射到环境中去，了解它们在那儿看起来如何，然后才会去研究如何把它们做成真的，无论是一件艺术作品、一栋建筑、一份工作，还是任何其他东西。另一个例子，那些冲动的人，将受益于通过自我中心学习延迟反应的可能性，使最终反应更加熟练，更准确地满足自己的需要和环境的需要。那些总是尝试却又重蹈覆辙的人，会受益于有充分的时间内摄别人所做的，让自己了解要同化哪些、拒绝哪些。

说了这么多，其实和那些赤裸裸地中断接触、处于"原始"层面（比如自恋和边缘型）的来访者工作，我的一大乐趣是，有时候他们就像新生儿看到了这个世界一样，那是十分奇妙的。我想到南美的萨满巫师，他们在 14 岁之前都被关在山洞里隔离，所以他们永远也不会忘却第一次看到陆地和人们时的那种奇妙感觉。

第六章
儿童发展和精神病理学

　　这一章将探索如何把儿童发展理论和精神病理学与关系的、此时此地的格式塔取向进行整合。本章也就难免会比其他章节更偏技术性和思辨性。

为什么要研究儿童发展

　　最初，皮尔斯是精神分析儿童发展理论的贡献者。实际上，就是在发表儿童牙齿发育阶段的理论（《自我、饥饿和攻击》）中，他首次以一位革新派治疗师的身份亮相。而后在伊萨兰，作为此时此地的精神领袖，皮尔斯否认了所有的那些"大象屎"（elephant-shit），重要的就是那些自显之场，是治疗性的不期而遇。没必要研究儿童发展——全部都在当下。

　　那么，我们到底要不要研究儿童发展呢？是一切都被带到治疗关系里了吗？我所采用的取向认为，除非在时间流动的语境下，否则一个时间点本身并不具有意义。关于这一点前文写过"矢量觉察"。比如说，我和一位女性来访者工作，她不看我而且表现出害怕接触。这是因为我是男性，她害怕被攻击吗（如果是这样，她为什么会找男性治疗师）？还是害怕我不攻击她，这样她就得痛苦地重新评估她的世界，以及迄今为止的痛苦体验？我让她想起了某个特定的人吗？她被我吸引而害怕表现出这种爱慕吗？或是上述所有这些？**相同的事件在不同的语境下具有不同的含义。**

有点不适应

格式塔理论主要是关系的和过程的理论：所有事件——包括心灵内部的——都是通过关系（场）和发展过程才被赋予意义。从弗洛伊德开始，很多儿童发展理论是标准化的："这个应该在这个年龄段发生，而且要在这个年龄时处理。"更有甚者，很多发展的精神分析理论家（尤其是玛格丽特·马勒［Mahler *et al.*，1975］）认为有一个时期（"正常自闭"）孩子是不与环境接触的，还有一个时期（"共生关系"）孩子并不是与母亲分离的个体存在。

值得庆幸的是，更近的研究者和理论家，尤其是丹尼尔·斯特恩（Stern，1985），不这样看待婴儿过程和儿童发展，而是将其当作一个包含多种不同部分的发展过程，它们相互促进但永远无法完成。实际上，玛格丽特·马勒采纳了这些研究，并从她已经比较知名的领域转而讨论"觉醒"（［awakening］转引自Stern，p. 235）的初始阶段。

就前面讲到的三种边界而言（有机体/环境，自体/他者，以及人格），我的发展历史在其中两种上体现。首先，在生理接触边界上，作为生物有机体，在与环境建立联系时我是谁：到目前为止的生活方式如何强化了我的健康和肌肉状态，我所处的物理环境，那些与我接触的人无论是敌是友，从哪里获得（或者未能获得）食物、爱、性、庇护所。另一个是人格边界，我如何看待自己：我对自己和世界的理解，我用以定义自己的记忆和谎言。这必然包含我当前对过往经历和发展的领悟。第三种边界，即自体和他者的边界，它不是历史性的，而是我们在当下的场中创造出来的此时此地，包含其他两种边界，以及它们对我们历史的封装。

皮尔斯的五层次发展理论

让人惊奇的是，皮尔斯提出的发展理论和斯特恩的多重脉络（multi-strand）取向十分相似，但是早了三十年！不过对此我只能找到一条参考资料：皮尔斯1957年的讲座中有简短的一部分，重刊于皮尔斯的一本书（Perls，1978）中。在我看来，这很有可能是他广为人知的神经症五个层次的基石。但它和后者又相当不同，更接近独特的格式塔发展视角。这个理论和斯特恩的观点相同，认为存在和连接的很多阶段是依次建立的，但从未完成，这不同于马勒和其他人的观点，他们认为每个阶段都始于前一个阶段的完成。皮尔斯理论中，各个阶段之间是互动的，我们在其中移动。我想完整地介绍这个理论，因为它并没有被广泛了解，并且它对我采纳的取向具有很好的补充作用。

第一层："动物性自体"

在这一层，"全然作为有机体存在的孩子，有他们的需要，有他们的原始功能——虽然常常各不相同——有他们的感受"
(Perls，1978)。演讲中对这一层就说了这么多，但是已经可以
看出它与精神分析中的"本我"、丹尼尔·斯特恩的"浮现的自
体"，或沟通分析（Transactional Analysis）的"孩童自我阶段"
是相似的。斯特恩（Stern，1985）在著作中已经阐明，在婴儿
发展这么早的一层，可以实现多少潜在的自主性，以及多么快就
已经开始连接"核心自体"的感觉。可是，不要忘记这一层不会
随着后续层次的形成而结束：我们仍然可以从基本的需要、愿望
和感受出发—— 即便有些人把这当作"孩子气"的表现而试图
抑制。

第二层："仿佛"或"社交"层

在这里，"失去的天性被游戏规则所取代"（Perls，1978）。
我们学习适应我们所处社会的规则。皮尔斯指出，如果我们的行
为是在扮演一个角色或遵守某项规则，而不是源自生物性"动物
的"需要，那么我们行动活力会迅速下降。我并不完全同意皮尔
斯的这一说法：如果我们让它成为自己的游戏，而不是在别人的
规则里玩，我不认为我们会失去能量。玩"仿佛"这个游戏是
"天生的"。而我同意的是，根据家庭和社会的复杂规则来管控行
为，确实会从相遇中汲取能量。

这里，皮尔斯所讲的类似于精神分析中的"超我"（superego）
或是沟通分析中"父母自我阶段"（Parent Ego State）。这个阶
段和斯特恩的关系没那么清楚，因为斯特恩并没有对婴儿与社会
的联系做特别研究。然而，社会的要求就在那儿，即便只是父母
的社会化反映，也明显作用于婴儿的出生方式，他们与婴儿的身
体的、感官的和情感的接触，喂养方式，以及更广阔环境的接触

模式（包括居住方式，例如核心家庭、大家庭，或是更多样化的社区生活方式）。所有这些都将影响婴儿与世界及他/她自己建立联系的方式。此外，斯特恩的"核心自体"（core self）的分类就在这里的某处，因为在"核心关联性"的领域中，一个主要的新要素就是对别人如何看待我们的觉察。

　　这一层的另一方面是，婴儿的需要与环境特别是父母愿意或能够给予的东西之间，存在着难以避免的冲突，皮尔斯没有在这里提到。婴儿在体验需要和愿望被满足的同时，也会体验到失望和挫败。客体关系理论和自体心理学的作者们（参见如 Kohut，1977）论述了这些挫败对婴儿发展的重要性。儿童在幼年时就从环境中学习如何避免最坏的伤害和挫败：这是社会化的开端。比如说，几个世纪前的拉柯塔·苏族（Lakota Sioux）婴儿，需要很快学会不哭，以免向敌人暴露部落的位置（Hill，1979）。

第三层："幻想层"或"心智"

　　皮尔斯指向的是弗洛伊德提出的构想：思考是"审判行为"。我把它想象成若干复杂行为的彩排，或是在那里，一些潜在行为的后果让人相当痛苦或使人垂涎。比如，对于一个让我心仪的工作面试机会，或是法庭辩护，我会认真地思考和组织语言。

　　PHG 在书中有一章讲了很多关于"心智"的内容，十分引人入胜。作家们把"心智"描写为在复杂社会中不可避免的幻觉，让我们持续处于"慢性低预警状态"的满足中。在这样的社会中，每次内省都会让我们觉察自己是在思考，并顺理成章地把这个思考解读为它来源于我们自身的独立的一个"部分"。在一个简单一点的社会中，我们的大多数行为不需要以思考作为开端，所以我们几乎不用去做思考这件事。（因为这是皮尔斯理解的"心智",所以附带提一下,他的名言"丢掉你的心智,回到感受上来"变成了比平常认为的更有趣而复杂的想法!)

当然,在任何一个社会中,生活幻想都是以自身发展为目的,尤其是在我们的梦境或故事中。所以在澳大利亚土著社会中,分裂不在于心智和身体之间,而是介于物质世界和"黄金期"之间。两者同等重要,且相互鼓舞。

第四层:"客体化层"

"在这里,你把声音和工具从它们的背景中撕扯出来,加以打磨后放入新配置中。"(Perls,1978)。原材料被制作成工具、艺术或艺术品,之后就以制成的这个形态保留。比如说,金属和木头被做成锤子,这个对象"锤子"就不再被看成金属和木头。如此,锤子就是锤子,很少有人把它当成木头给烧了,或将其作为金属门档或其他更多类似的可能性。德博诺(de Bono)所说的"水平思考"(lateral thinking)从根本上说是抛开特定"客体化"(objectivation)的能力,同时以多种不同甚至相反的视角看待事物。

同样地,我们"客体化"了声音,创造了词汇和声调,并赋予了意义和含义。所有这些发展让世界充斥着复杂、构建的客体(弗莱雷[Freire]称之为"文化客体"),不单纯是简单、自然产生的。用途和意义是复杂客体这个格式塔的一部分。关于这个话题的更多内容,皮尔斯建议他的听众读一读维特根斯坦。

这个"客体化"也是斯特恩提出的"主体间关联性"(intersubjective relatedness)的基础,通过客观化我们作为人类的体验,我们发觉他人是和我们一样的主体,并从他人身上确认这些体验。

第五层：象征和工具的系统

现在我们更进一步学习这个复杂性，越过工具看到机器，透过词汇看到语言，透过声调看到音乐形式，从临近社区看到"社会"。在本书讨论的"自体"取向中可以看出，接触的体验让我们看到"自体"和"他者"的客体，并透过对自体的组织看到人格。我们用象征塑造了一个象征的世界，并为它的轮廓起了名字。这个世界被斯特恩称为"言语关联性"（verbal relatedness）。

层层共存

对皮尔斯（Perls，1978）来说，"健康的人的本质是具有统一性，是对所有层次的整合；他不只活在一个层次上……通过整合这五个层次，我们成为真正的自己，这意味着我们能够去发现别人，发现世界"。

所以这个模型的基础愿景是各层之间相互作用，每一层都需要可供全人类功能所用。在治疗中，我们可以去探索这些互动。来访者哪一层的体验依赖于把某一层排除在外？这在来访者的生活和接触中暗示了什么？

"正常的"和"不正常的"发展

随着儿童发展的标准临床理论的出现，产生了一个荒诞说法，说后期生活所经历的问题来自父母养育的失败。这就是说，有一些完美的养育样板可以保证最佳养育环境，甚至全无问题，可持续运转直到孩子长大成人。

　　事情远比这复杂：达成完美养育这个目标会干扰家长和孩子间的自然接触，会导致自恋形成，或者说这本身就源于自恋。孩子被安全环境围绕让他们缺少"街头智慧"，这会引发后期生活的问题。如果以一种不那么规范化的方式看待养育和后期困难的关系，我们会意识到，孩子不可避免地会从他们的早期体验中形成概念，做出对世界、对他们的互动模式的判断。

　　成年后的生活中，这些早年的判断在一些情境下不再适用或生效，导致这个人无法熟练处理生活所带来的问题。我们发现某些特定模式更为艰难：忽视、身体或性虐待、父母持续的双重信息。我想表达的核心观点是，在某些情境中孩子习得了去敏化和偏转（因此当他们需要扩大边界时会很艰难），或在某些情境中完全没有学会去敏化和偏转（比如说，他们会永久留意着父母的苦难），这会导致最严重的困难。以上任意情况下，他们都难以习得和创造一种他们可以随意打开或关闭的、与环境间的渗透性（*permeable*）边界，通常，他们寻求避难的方式不是隔离就是融合。

　　以上每个模式我都将多讲一些。

忽视

　　忽视可以是明显的，也可以是隐蔽的。在这里我想聚焦的方向是，从最早期开始，婴儿需要看到自己被看到，并得到与其表现相适应的回应方式。斯特恩（Stern，1985）称之为"匹配"（matching）。如果一个孩子明显地被忽视，那么她基本上不被理会，不被看见，悲伤得不到回应。如果忽视是隐蔽式的，那么父母会例行做出接触意向，但因为接触太少了，孩子体会不到被看见或被回应。没有可用的匹配让孩子获得稳定感。隐蔽的忽视还会让孩子感到忽略并接受双重信息（参见下文）。其他形式的忽视可能是食物不够或错误喂养（包括按时间喂孩子）；又如，衣物不足，没有可谈论事情（在学校的困难、性等）的父母角色存在，忙碌或抑郁的父母。

一个被忽视的孩子会去恳求他人获得接触，如果这个行不通，她会创造与他人联系的幻想，出现所有符合之前讲过的"自恋性内转"的问题。我遇到的一些案例包括，在镜子里、在布娃娃身上或是在电视剧中那些符合"父母"形象的人物中寻找自己需要的人。

双重信息

贝特森等人（Bateson et al.，1972）广为人知且极具争议地把精神分裂症的发展和双重绑定（*double bind*）联系了起来：父母同时以不同的模式给了孩子两个截然相反的信息，而且不允许孩子对系统进行元评论（［meta-comment］比如："别说傻话了。"）或者后撤。不管这是不是精神分裂症的一个"解释"，可以肯定的是，双重绑定确实出现在家庭沟通中。以一位在儿童时期被严重虐待的女性为例：她妈妈抱怨说，她从未向自己表达爱意。女儿说经历了童年虐待后这也不足为奇。妈妈回答（语气担忧）："那些事并没发生过。如果真的有，你早就疯了。"当然，就算那些事没发生，反正她也是疯了。这里有个下意识的信息"你疯了"。还有妈妈担心的口吻所传达的信息："我担心你。"孩子永远也搞不懂这是什么情况。

另一个例子（现代社会很常见）是，父母认为和孩子生气是错的。发生的情况是，孩子通过"调皮"来试探边界，一方面他被告知他所做的事是允许的（以鼓励孩子表达自我的名义），但另一方面他觉察到（孩子细腻的敏感性）父母暴怒，只是忍而不发。然后这个孩子再多一点测试，得到最终的结果就是，父母要不暴打一顿，要不迅速离开现场。实际上，孩子测试的最初目的是，从父母那里获得一个确定的行为方式来解决双重绑定。

第三个例子是，父母同时给出"不要靠近"和"不要走开"的信息，我称之为"摇摆不定的家庭"。在这样的家庭中，孩子不是被吞没就是被遗弃，从不被允许寻找一个与父母接触的位置。孩子在这样的家庭里学会的就是对靠近或扩展距离都感到恐惧。等他们成年了，有了自己的孩子，表现出来的就是我说的"反转"（reversal）。如果孩子希望父母靠近，她学会达成目标的行动方式就是走开。反过来，为了让父母离得远一些，孩子会去靠近。学会这样反转的人通常会和行为类似的人建立关系，总体来说，她和其他任何人的关系都是怪怪的且难以相互理解。

混乱和不混乱的养育

总体来说，我觉得在治疗中这是一个实用的对比，尤其是在和受过虐待的来访者工作时。童年时期来访者体验到混乱的养育，毫无边界或是边界不一致（比如，他们被莫名其妙地随意惩罚），通常会把这种无节制和混乱带到治疗中来。这种来访者的本能反应（对自体，或对他者）常常具有破坏性而非有所助益，而且他们并不知道核查治疗师与破坏关系之间的区别。这些来访者需要稳定性、持续性，并且需要治疗师在接触上小心地设置边界。关系常会破裂，或是有在治疗室外的情感和工作关系中采取破坏性行动的风险。当一个人现实中的行为导致了其同伴离他而去，或是他们被公司解雇了（或最终进了精神病房）时，在治疗室里的努力探索是无济于事的！

其他来访者在童年时期的体验是父母给予相对明确、一致的边界设置——即便过于严格或者是暴力的。和这些来访者工作在很多方面都更容易，和混乱的来访者相比，治疗过程也不那么费力。治疗中，他们更有可能会做出对自己有利（至少可行）的决定，当他们在治疗室或其他适宜的地方表达了愤怒和不安全感时，仍然能够维系关系和工作。这些来访者可以允许大脑在治疗中工作，通常会很好地使用这份自由（同时也是害怕的）。

格式塔治疗与身体和性虐待

与遭受虐待的来访者工作，格式塔治疗简直是再合适不过了。我们关于责任的概念和错误的概念截然不同，因此我们不会掉入"你被虐待过，所以你的生活被毁了"或是"都是你的错"的阵营之中。我们有此时此地的精妙解析，所以目的不在于揭开创伤的场景。下文将详细讲解格式塔与受虐待人群的工作，同时会详尽地说明格式塔治疗如何看待过去和记忆与当下的连接。

什么是虐待

我认为重要的是明确"虐待"这个术语是什么意思。绝大多数情况下，它会成为被害者文化中佩戴的徽章，或是殴打父母的棍棒。相反，在孩子的身体被成年人当成释放冲动的对象这种情境下，我会使用这个词，不管这种冲动是愤怒还是性侵。虐待的本质是孩子没有被当作一个人来对待，而是被当作"一块肉"，就像来访者跟我说的那样。

人与人的互动中，惩罚常常被看作父母暴力的一部分，这或许有伤害或许没有，但是在孩子那里的体验是完全不同的，而且称之为虐待实际上混淆了视听，弱化了我所界定的虐待的可怕本质。

回应-能力①

不管过去发生什么，来访者都不曾是被动的受害者。孩子做出了选择（在有限的可能性中），并决定了如何回应和理解这个世界。随着时光流转，孩子渐渐长大，对于是否及如何评价这些决定，来访者做出了选择。虐待的含义如今变成了这些选择的总和，本质上不再是那些生理上的事件。

---

① 原文为"RESPONSE-ABILITY"，与"RESPONSIBILITY"即"责任"相近。——译注

被虐待的孩子总是认为这都是自己的错。我不想太快地说服他们"这不是你的错"，以我的经验来说，来访者不会配合这种方法。进行埋怨至少一部分是自体防御的方法，这样就不用说："我阻止不了虐待。"父母会继续虐待孩子，而孩子又没有什么不足可以改正来阻止这个虐待，这个想法往往让孩子太难接受了。此外，来访者知道她当时不是被动的"受害者"，而是在做着决定，包括时常在真实的功能运作中进行分裂。

与这种无力感和放弃真实性的决定进行工作，包含对羞耻的体验，不只因为童年发生的事，还因为成年后的不断重复（作为受害者或施害者）。充满羞耻的部分包括性虐待中愉悦的感受（不是因为他们"希望这样"，而是身体就是这样），孩子选择被虐待，因为这是唯一可能的接触（一个来访者对我说，5岁我被强暴的时候，是第一次有人爱我），这也涉及一个孩子牵连其他孩子受虐待的情况。一般这需要比较长的时间，让来访者允许足够的接触，从而能够支持自己去体验这个羞耻。或者更准确地说，来访者回避这个接触，以避免体验到他想象中会被淹没的羞耻那一层。关于羞耻本章下面会再多讲一些。

此时此地

或者这么说，以格式塔的视角，过去是不存在的！那些过去的记忆（可能准确，也可能不准确）、决定、关系、信念和态度是不存在的。对于虐待的记忆（或者人们切断了回忆而没有记忆），此时此地的做法是："我们如何在现在的生活中使用这些记忆？"对于决定："我们需要重新决定，并承担更多的痛吗？"对于关系："我如何（假设真的有）与那些在我儿时虐待我的长辈建立连接，与那些有可能因此而犯了严重刑事罪的人接触?"

更深的问题出现于这样的情境，父母中的另一方知道虐待的事，但什么也没做（或参与了），或是与其建立的关系让来访者无法告诉他发生了什么，抑或确实说了，但他不相信。来访者对这样的父母常常存有隐藏的愤怒（一般是妈妈，也有可能是老师，或社工），尤其是如果在其他方面他是充满慈爱的。对有爱的一方的期待会多于直接虐待的那一方。此时此地的问题出现在不被支持的总体期望上，或是发现与不具支持性的父母难以建立满意的关系。

虐待和身体

对生理上被虐待或受到性侵的来访者来说，身体是非常敏感的议题。"不要碰我，即使你只是有虐待的嫌疑"，这是一个好的规则。随着敏感度的增加，也许会有些情境适合碰触，如果有丝毫的疑虑，**不要这么做**！如果来访者对虐待的回应是去敏化的，并重复地进入受虐情境，这就格外重要：这样的来访者期待被触碰且不会反抗，但是治疗会莫名其妙地在一些重要时刻中断。

触碰的主要问题在于，这是一种强有力的语言，然而，相同的触碰对于不同的人来说，很可能具有两种截然不同的含义。需要小心谨慎的情境是，我说的是一件事（"我就在你身边"），而来访者将其当作另一件事（"现在又有另一个人想触摸我的身体。好吧，我最好做他想做的事，不然他会拒绝我"）。

当来访者准备好时，请他们看看自己身体的一部分并学习合理地接受焦虑，这是一个很好的训练。练习可以不断升级，从看手上的一小块皮肤，到脱光（在家里！）去看看（或者抚摸）他们自己。

虐待和反移情

治疗师对遭受过虐待的来访者有不同形式的反应。

施虐/惩罚的冲动

这常常受到来访者能够发现治疗师心理弱点的怂恿。前文谈论过投射性认同，治疗师接载了源自来访者的感受。也可以把这些冲动看成来访者对自己所压抑的愤怒和复仇的一种投射性认同。

过度保护的冲动

来访者的父母本身对自己的生活缺乏回应-能力。在治疗室之外的情境中，治疗师能够为来访者承担的责任是有限的，如果可能，来访者必须自我负责。这种情况有别于来访者需要学会接受他人的支持和帮助。来访者表现出他们的自给自足，而不是匮乏感，亦非倾向于避开任何我可能提供的帮助，这对来访者是有好处的。

性幻想

我可能会体验到对受虐来访者的性幻想。有时他们会以一种非常具有诱惑性的方式对待治疗师或其他团体成员。一旦治疗师和来访者的关系足够稳固，这些幻想（以及惩罚的幻想）就会归治疗师所有，带有附加条款"……我不会伤害你或和你发生性关系"。值得了解的是，遭受过性侵的来访者通常会向那些被他们的性所吸引的人倾诉，而治疗师是否提及这一点是影响关系的要素。

处理反移情

为了不与来访者强烈的反移情融合，两种技能是必备的：觉察和接纳。我需要觉察自己的冲动，甚至/尤其是那些"不好"的冲动。我要能够在个人治疗或督导中去了解其中的我的那部分。我也需要让自己接受所有这些冲动。这里有一个平行过程的元素，如果有人相信某些冲动本身就象征着邪恶或不可接受，他们通常会说："好吧，如果我邪恶又不可接受，这些又都是坏人做的事，那我难免会做这些。"有时会公然去做，有时通过分裂，隐蔽地否认"坏人"的部分。每一种都可能是来访者从施虐父母那里获得的体验。同样，作为治疗师，我要能够具体化我感到的各类冲动，不管是高尚的还是相反的。

"虚假记忆综合征"

这是一次把格式塔视角引入辩论的尝试，这一辩论吸引了心理治疗界及其他领域的诸多关注，引发了对心理治疗的价值及潜在风险的疑问。

问题是这样的：记忆在多大程度上是可靠的？尤其是，在治疗过程中，当来访者回忆起童年受虐的场景时，这是对实际所发生事情的可靠转译吗？在儿童性侵案中，这是特别重要的。原因有二：首先，这种虐待是严重的刑事犯罪，虐待者有潜在的牢狱之灾；第二，在家庭或社区中，这种虐待的指控几乎都会对关系产生创伤性影响。几乎没有可能出现的是，治疗效果迅速而深远地影响到来访者及其周围的人。

因此深层的担忧是双倍的：一方面，如果记忆不准确，一个人被错误地指控为对孩童实施了严重犯罪，并误判入狱或是被排挤，那该怎么办；另一方面，如果施虐者利用对虚假记忆的恐惧来保护自己，并且再次实施那些不被相信的童年体验又怎样？三种完全不同的系统很可能互相抵触：治疗、家庭和法律。

这种情境下，治疗师的作用无疑是认真地审核。虐待的意向到底从何而来：治疗师还是来访者？是否有些情境是，治疗师做出曾发生虐待的假设来解释来访者目前正在做的事情？某些特定的行为是否只能用有受虐史来解释？一个更广泛的问题：回忆和再次体验虐待与来访者的治疗相关吗？

所以从我们关于记忆的可靠性的第一个问题开始，出现了大量严肃的问题，甚至包含了心理治疗本身是否具有伤害性。

什么是记忆？

我们需要知道的第一点是，通常认为记忆就像录音磁带一样，这个比喻完全不准确。现代记忆研究（尤其参考见 Rossi, 1981）发现记忆是**回忆、学习和行为的情境依赖系统**（state-dependent system of memory, learning and behavior, SDMLB）的一部分。这意味着记忆跟某一特定的情绪或生理状况相关联，所以某个状况会唤起记忆，但在另一种状况下就有可能不记得。比如说，喝醉时发生的事情，头脑清醒时可能就不记得了，但再次喝醉后又被唤起。压力体验会在压力下被更好地想起（就是在我们最不需要它的时候！），此外，如此被唤醒的记忆实际上是在唤醒那一刻被创造的，而在不同时刻回想起，体验到的细节不尽相同。

回想时的生理和情感状态也并入了情境依赖系统。所以，犯罪或事故现场的 10 个目击者有 10 种对事件的描述。对警察（或是治疗师）等的述说通常要具体到对细节的详尽回忆，否则也许没那么可信。实际上这部分解释了治疗如何工作。一位来访者带着包含压力、安全感不足或支持不足的情境依赖记忆进入治疗情境，他们在那儿体验到安全和被支持：这种信任体验并入情境依赖系统，这样一来，情境就没那么让人无法喘息了。随着情境依赖系统的改变，他们对世界的学习和行为表现也会发生改变。

治疗师会引起虚假记忆吗？

答案是：当然会！来访者来到任何专业机构以寻求帮助，通常的心态是接受那个专家的观点，在这种观点有效解释了他们所处的困难时尤其如此。我自己曾在催眠治疗的培训中体验过虚假记忆：在核实早期童年记忆的精确度时，我发现它们并不准确。格式塔特别谈到在关系中共同创造意义，过去难以企及，而记忆是我们在与环境的关系中所产生的当下事件。所以格式塔和 SDMLB 的理论十分吻合。同时我们也要了解，这也给"事实"这个说法打了个问号，这是法律程序中的核心关注点。

一个女性来访者来见治疗师，她在性关系中遭受恐惧的折磨，梦到被强暴，对男性感到害怕，童年时期的记忆很少。治疗师很可能会假定这位来访者儿时受过性虐待，并且压抑了记忆。这个假定会影响治疗师以后的行动，并会支持来访者形成虐待的虚假记忆。即使来访者真的被虐待过,这也是真实的!任意解读的一个潜在问题是,纵然内容基本正确,也会强化来访者的内摄,隔离她和她自己的体验。更具体地说,来访者可能确实遭受过虐待,但治疗师认为虐待来自来访者的父亲。然而,这个虐待很可能完全来自另一个人:叔叔、保姆、兄弟等。

治疗师可能会鼓励来访者形成视觉记忆画面。这样的记忆每次被唤起时都在重新建构。有时候视觉化被虐待的记忆是不可能的:当房间漆黑一片时,当孩子眼睛闭着或被蒙上了时,当她的脸朝下时(比如肛门虐待)。记忆处于身体感官或情感而不是画面之中。然而来访者确实"回想"起了那些情境中的画面,那些画面很可能不是直接记忆。有时这些画面确实呈现准的信息。一位男士在治疗之后,面质他的父亲曾经在婴儿时期虐待他:那位父亲马上承认他这样做过。但要铭记于心的是,相比于没有暗示而发掘的记忆,人们在催眠或暗示的情况下"被发现的"记忆,更加清晰生动但很可能不准确。

另一个发展虚假记忆的情境是,父母一方怀有敌意的表态重新定义了另一方的行为。比如对于父亲呵护女儿身体的行为,如果妈妈在和爸爸吵架,或者嫉妒他和女儿的关系,就可能会告诉女儿这样的接触是"不正当的"。在父母的冲突中,如果女儿站在母亲的一方,她就可能会赞同说爸爸虐待了她。如果她当面指控父亲的虐待,她就把自己锁在了自己和父亲关系之外,也蒙蔽了双眼,看不出对身体的喜爱和侵犯的不同。

虚假记忆综合征是虐待者们隐藏自己的保护伞吗?

答案同样是:当然是。很难相信会有人虐待自己的孩子却不躲藏在"虚假记忆"的旗帜下,可是确实有一位美国虚假记忆协会（American False Memory Association）的创始人被发现与儿童色情作品有关。讨论在治疗中创造虚假记忆的方式时，我并不是说所有的虐待记忆（或者大多数的）都是虚假的，或者不应该在法庭上呈现。记忆和现实的关系是个一般法律问题，通常都会合情合理地解决。我想说的是，在性侵的个案中，治疗师们至少要一如既往地对参与解读所承担的责任谨慎小心，意识到记忆的局限性，觉察到来访者及其家庭生活有可能会被彻底搅乱，对于让我们相信这些都是虚假记忆的人，应觉察到这会对他们产生影响。

来访者有必要记得吗？

格式塔的另一个贡献在于其强调**以当下为中心**（present-centeredness）和场理论。除了造成永久性身体伤害的情况，童年发生的事情和这个人现在如何并没有直接联系。确实影响一个人当下功能的是如下积累：通常始于童年时期的对世界的学习和理解；人格的分裂和为了在淹没性体验（"未完成事件"）中活下来而压抑某些方面的体验；"没人会相信我"或"我很脏"的观念；贬低自己的需要而与他人的需要过度融合。正是在这个场的背景下，我想看看回忆起被遗忘之事的治疗潜能。我的问题是："和我工作时来访者想起的事情，对当下具有什么样的意义？"

有两种情况需要区分：一种是来访者把他从未忘记的事告诉了我，但是没有告诉过别人；另一种是来访者想起了在治疗开始时自己并不知道自己知道的事。正如前文所述，我不会考虑暗示来访者曾受过性虐待的情境：我就是不会这么做。（往好了说，这会让来访者快速连接自己的记忆并告诉我；往坏了说，这会成为我对在来访者那儿所看到的东西的错误解读，甚至他会开始相信这个说法。）第一种情境下，重要的是来访者在此时告诉我这对他有什么意义。这可能是对一个禁言命令的挑战，或是对恐吓——告知他人就要承担后果——的挑战。它也许是"我被听到且被相信了"的主张。它也许是对治疗师和/或团体的信任声明。它也有可能是对成年的重新认知：时移世易。

第二种情况是在治疗期间，来访者没有积极推动（直接或间接）记忆事件。从可靠程度来说，我把这种背景下的记忆等同于其他记忆。就是说，记忆可能并不可靠：来访者可能没有说实话；来访者可能没办法区分记忆和幻想；来访者可能在使用他人的解读（包括上一位治疗师）；记忆可能在实际事件发生之后的间隔中被彻底改变了。

不过这是治疗师和法庭必须接受或处理的常规事件。作为一个有经验的治疗师，我会对来访者所言内容的可信度和现实生活测试做出自己的评估。来访者有没有搭幻想的顺风车？她是否在重复别人告诉她的话？来访者向我告知时是否有她的预期？我察觉到有时候通过给愿意倾听的人讲述一个特别的故事，来访者会获得一些好处（即便故事是真的！）。这些都是我的责任的一部分。如果来访者上庭进行虐待的指控，法庭会做出相似的决定，通常尽量少地使用依据。此时此地的意义是让以下认知逐渐明朗：在治疗师这里，所提供的接触是不同的——更安全，接纳度更高，更加适应来访者的需要，更愿意倾听——相比于她所能想象的可能性而言。

治疗师的考量

从伦理上来说，治疗师有责任尽其所能地觉察每一次干预所带来的潜在陷阱。在童年时期有性侵可能性的具体个案中，我认为治疗师主要的责任包括：

- 在任何情况下都不要首先暗示来访者可能遭受过性虐待。**即使这是真的，**也不会有帮助，我在上文中给出了原因。
- 以当下的来访者本人及其需要为中心，而不是把过去事件作为治疗中心，哪怕是创伤性的。不要假定回忆起童年虐待是治疗过程或本身就是疗愈。
- 觉察来访者有可能记错或假定一个虐待记忆的情况：较少的现实检验，让她分不清幻想和现实；为了获取些个人所得；取悦某个人，包括治疗师；因为这也许具有强大的解释力量，让生活中不可理解的方面变得可以理解。不要强行把那些可能不存在的记忆视觉化。
- 在上述各种边界内相信和支持来访者；不要基于治疗师自己过去的某个体验，比如基于童年时期的虐待所产生的反移情反应，而给来访者差不多的信念或支持。不应该积极或消极地影响来访者，下意识地强迫他们去谈论某一特别话题。
- 觉察到治疗和法律程序，以及家庭动力的不同要求。不要假定告知法庭或家庭成员是一个疗愈行为。这些决定会承担重大的风险，风险一般不在治疗师身上，而是由来访者承受，因此这必须由来访者自由决定。
- 不要因为情感上的争论而摇摆不定，选择支持或是反对童年性虐待记忆的现实性。每个来访者都是不同的，没有一个普遍原理可以包罗万象。

下一章，我会讨论这个自体和儿童发展的格式塔取向如何对"自体障碍"工作。

第七章
自体障碍

我摘录了来访者的来信（经由来访者许可，感激不尽），作为本章的开始。强调的部分阐明了一个过程，对此我会在本章中做出更多的讨论：经由与治疗师的关系，自体变得更加稳定，从而接纳了自身，甚至是她的脆弱：

·

任何连接/感兴趣/参与的感觉＝我想尖叫

彼得：

首先，非常感谢你对我的信任——在我感到很难相信自己的时候——谢谢你接纳我之所是。

两天后

周一跟你谈过后，我觉得有了更多向外的力量。我可以接受和别人在一起时，自己有种身处梦境的感觉，也会对自己的参与感到吃惊。我处于极度原始的状态，好像没有皮肤，腿软得摇摇欲坠，思考受限——但是我可以接受所有这些变化，存在的变化。

我不想贬低任何人或者与我进行对比。但是在过去的几年中，我经历了漫长的、不断重复又断断续续、梦魇般的时期——对我来说实在是不可思议，我感觉自己并不存在，无法与人交流，甚至无从得知身在何方。也许，我变得更加习惯这些感觉了——可能吧？

我不知道如何能真切地感受到此刻，早些时候我照着镜子，看不到我在哪里。脸和身体看起来就像个空洞的陌生人。

我敢把这些读给你听吗，彼得？这样打开自己我能应付得来吗？

我需要做些什么，因为我甚至连不完全地放松，只是在此刻去感受存在都做不到——为了坚守住自己，以及如此地被坚守，我感到疲惫不堪。

对我来说，能跟你谈谈自己，这很重要。星期一，我认为走向"光明""是对的"，沉湎于无力感和迷失中是不对的。

尝试走向"光明"的努力很不错，对把自己带回来有好处，我后来感觉我不需要移动到任何地方，我需要承认我就是我。

麻木和距离感让我无法移动，无法参与，直到我承认和接受痛苦的自己——直到我接受曾经的苦难，接受我正在受苦，以及我对活着感到惧怕。有些麻木感处于倾向发狂、尖叫及"狂飙"的边缘。我感觉身体内部好像在收缩，为了避免倒塌我尽量保持不动，害怕破裂为碎片。我感到恶心，病得很严重且虚弱无力。

我多么想尖叫。但是我的身体现在疼痛难忍。内部消化

不良的不适，腿部、膝盖、脖子、嘴部都是僵硬的。我好像
不再呼吸了。感觉周围环境的一部分好像永远消失了，我无
比僵硬，太痛了。

（一个声音告诉我，我太自我中心了，以及我很幸运）。
我就是想尖叫，尖叫，尖叫。

今天，我觉得我可以接纳自己的局限（和麻木感），我
理解它以某种方式和我的恐惧相连。

我感觉守住了自己，这把我所有力气都用光了。

●

格式塔方向

格式塔治疗的方向是关系式的。从根本上来说，我们既不会
去看内部之物——驱动力、内省、自体觉察，也不会看外部之
物——刺激物所"引起"的反应、社会学、环境要求我们"成
为"的特定样子。我们是在有机体的需要、对环境的要求、我们
的选择和兴趣的基础上，去探索这个人与其环境建立联系的过
程。正是在这个过程中，自体获得了实现。自体不是被看作某种
东西，而是被视为与他者连接时另一极的产物。除非与其对立一
极相关联，否则任何的概念都是没有意义的。故而，在需求和兴
趣的基础上进行接触和建立联系的这一过程，就是自体。

所有神经症和精神错乱都是自体障碍

以此为基础，所有这种基本过程的失调都可以被视为自体障碍。有机体和环境之间的某些连接方式被回避，这导致需要无法满足，兴趣被抑制，有机体和环境之间交换的自由且充满活力的流动被打断。这是 PHG 所说的健康"自主标准"的基础：

> 当一个人迟钝，困惑，粗野，缺少力量（一个"虚弱的格式塔"）时，我们基本可以确认在他那儿缺少接触，环境中的某些东西受到了阻隔，一些重要的有机体需要没能得以表达；这个人并没有"完全在场"，也就是说，他的整体场无法给予紧迫性和资源去完成这个图形。(PHG)

同样带着这个基础，我们讨论一个天生脆弱的自体。因此，与其看自体在发展过程中如何变得脆弱，不如去探索那些可以用来稳定自体的方式，以及在这么做的过程中我们会遇到的苦难。

我要特别讨论自体过程的三种形式：本我、自我和人格。它们都以各自的方式参与了健康及不健康的功能运作的特定类型。

本我

这是被定义为接触过程的那一部分，在那里一切皆有可能。没有什么引起我特别的兴趣，我没有特别的需要，我接纳各式各样潜在的接触。就前景-背景而言我的体会是，稍纵即逝的各种图形浮现于一个孕育无限可能的背景中。我格外地对身体觉察开放，对环境中不可预期的事情敞开，但在此刻我并没有认同任何一个。

如果我不允许这个阶段的接触过程，我会发现无法持续地去识别需要和兴趣，从环境中获取满足这些需要和兴趣的资源也是不可能的。极端地说，本我障碍是精神病性的，是"摧毁部分的既有体验"（PHG）。在这里，我们把注意力放在本我阶段回避接触的两个方面。首先，这种回避的一个主要目的是对不确定性和自发性的控制——对脆弱性的控制，如果你愿意这样理解的话。如果我以加工过的预设为基础开始接触过程，而不是沉浸于那里有什么，我就能够获得一种感觉：我驯服了世界，让它成为我自己幻想和想法的延伸。第二个方面具有相反的效果。如果我的环境是耗竭的，缺少匹配我的身体或情感的需要的可能性，我可以创造一个幻想世界来滋养自己。

非精神病性的本我障碍形式为精神分裂和自恋型人格障碍。在精神分裂的过程中，因为会过度唤起焦虑而拒绝对体验敞开，取而代之的，是在认知上与言语化或象征化世界的连接。在自恋的过程中，我体验到接触的环境过度危险或匮乏。所以我分裂自己，我不是通过与环境的接触，而是在与分裂自体的接触中内转性地体验自己。我也会把强迫症（obsessive-compulsive disorders，OCD）放在这里。这些情况下，建立联系的存在性焦虑通过一些活动（比如洗手、打扫、避免避孕套）得以缓和，相比于本我过程对体验的开放性，这些行为的主要功能是获得更多的可控性。我发现强迫症来访者的"感觉"很像自恋或精神分裂过程的"感觉"，并时常与之相伴随。

与本我障碍工作

这样看待以上的障碍，似乎遵循他们的"治疗"方式就是请来访者重新打开接触：身体觉察、感官觉察、简单的人与人的会面，在达成这些之前，避免进行复杂的议程。不幸的是，选择这种方式所牵涉的焦虑意味着达到这个程度的开放需要很长的时间。治疗师强推这个过程的任何尝试（或者来访者试着去做一个"好的来访者"）都会造成来访者以一系列不同——但都是破坏性的——方式行动：离开治疗；表现顺从，但在过程中产生更多的分裂；或表现出对自己或别人的破坏性，比如，进入一段伤害性关系、停止进食、洗手直到流血为止、过度饮酒。

我的意象是站在来访者身边（但不要太近），伸出手请求接触，除此之外就不要再靠近了。然后来访者会选择我们之间合适的距离。

示例

珍妮像以往一样坐着，眼神低垂，几乎没有动弹，不说话。

彼得：你愿意看我一下，然后再看向别处吗？

珍妮：（抬头瞥了一眼，随即避开）我看你的时候感到害怕。

彼得：你看我的时候，什么让你害怕？

珍妮：你看起来在生我的气。

彼得：我没有感觉到生气。你在我的脸上看到了什么，让你觉得是生气？

珍妮：你没有笑。

这个片段中，我在促进视觉的觉察，以及对珍妮如何解读自己所见的觉察。我也许还会请她告诉我，不看我的时候她是如何描绘我的，然后和真正看我的时候做个对比。

对于向下看且身体不动，我联想到的是体验到羞耻。后面我会再谈到这个主题。

神经症/自我功能丧失

自我是移动向环境的某些方面（"认同"）和远离其他方面（"疏离"）的积极过程：就是说，前景和背景的结构以一种滋养的方式服务于与环境的接触。在本我过程的主体背景中，图形稍纵即逝地浮现，然后撤回到背景，我现在认同（"攻击性"的朝向）一个特别的需要或兴趣并向其移动，环境的一个特别的方面很有趣或是可以满足我的需要。就这样，认同和疏离被叫作自我功能。

根据以前的体验，如果我感到这次攻击的潜在后果相当可怕，我就不愿意和环境形成一种滋养型的接触边界。尤其是和其他人，我会发现很难去认同或承诺一段稳定的关系；然而疏离，或优雅地结束一段关系，再或是在关系中协商一种变化，也是困难的。我要不依附于人，要不回避他人，或者——对于边缘型人格障碍的例子来说——分裂我的过程，然后在两者之间转换。

对边缘型人格障碍发展病因的理解，我采纳詹姆斯·马斯特森（James Masterson，1981）的方法。图解如下：

分离/个体化⇒抑郁⇒防御

就是说，孩子维护其个性的基本需要（通过自我功能）被父母想要黏着孩子的愿望，以及/或者体验到她搬出去的话会产生的狂怒和被拒绝所打断。在这种情况下，孩子感受到的冲突和绝望过于强烈，致使他通过分裂进行防御，把依附的（"给予回报的"）父母及孩子寻求融合的人格，与拒绝的（"后撤的"）父母及孩子的愤怒而拒绝的人格分裂开。这样，当边缘型的来访者处于其中一个状态时，她挡住了对其他可能性的觉察。

当然，基于这样的理解，与放弃自我功能的来访者工作，重要的因素是接触和选择。尤为重要的是把情感和选择分开，因为，当选择缺失时，决定做什么的最简单的方法就是与别人的情感融合：如果我感觉到了，我就去做。我的理解是，对于情感，我们没有选择权或者责任：它们是我们对环境的原始能量反应。我们的选择和回应-能力存在于我们如何行事，无论我们感觉到什么。对于家庭内摄就是感觉和行为同一的那些人来说，这常常被感受为真正的解脱。他们比具有本我障碍的来访者更强健，而我可以积极地建立关系，并且在可能会破坏关系的见诸行动（acting-out）周围设定边界。对于边缘型的来访者，我也会去扮演未被觉察那一极的保卫者。这样，当来访者认为我在拒绝并感到生气时，我提醒他，我们曾经靠得很近；当然反之亦然。简单地回应来访者的体验是极其危险的，尤其是愤怒拒绝那一极，因为来访者并没有避免坠入暴怒和痛苦深坑的视角，这一深坑可能导致来访者自杀，或者离开治疗、关系、工作、住所等。

另一个需要注意的重点是，在我们一起进行了良好的工作之后，来访者并不会感觉好一些：他感到抑郁/绝望/伤痛，这些是自我功能曾经回避的。这是皮尔斯（Perls，1969）在他的五层次神经症模型中提到的"僵局"和"内爆"。来访者将需要大量的支持来穿越这一阶段。

人格功能

这是言语意义上的"我是谁""我如何行事"。积极地说，它提供自体的很多连续性感受，并避免每次行动时重蹈覆辙。消极的一面是，每次人格而非自我/选择的使用，都会带来选择的缺失。

如果我们的大部分行动决定是基于完美主义的内摄或欲望这样的人格特征，那么存在许多难以采取有效行动的情境：行动和建立连接的方式非常有限。我们处在"角色扮演层"（Perls，1969），或是"仿佛"层（Perls，1978）：僵化地将自己认同为某种特定的样子。

治疗师可以通过提供实验性情境来回应，在那里固着的角色不再工作，提供一个安全的环境让来访者尝试新的行为方式，这是自体可能性的一种外爆。

羞耻

羞耻被认为是受到了对自体不利的冒犯，把恐惧从我的需要中分离出来。对我来说，羞耻和比它稍弱的难兄难弟尴尬（embarrassment）都与一种情绪相关：从受局限的神经质自体移动到一个更具有接触性和选择性的自体，而同时又体验着"做自己"太危险的感觉。

我意识到在格式塔世界有很多对羞耻这个主题的思考（参见 *British Gestalt Journal*，vol. 4，no. 2 的一系列文章）。我关注的是来访者羞耻体验的组成成分，而不是很可能造成羞耻的环境作用，因为真正出现在治疗中的是来访者、他的体验和与他互动的这一方（参见下文当治疗师——或团体成员——激起羞耻感时）。就像在其他地方一样，这里我当作格式塔治疗核心的是：在互动中没有不具责任的一方，没有"无辜的受害者"。实际上，我相信，如此看待一个人，这是在消退过程中的一种共谋。

理论上来讲，我更愿意把羞耻理解为对厌恶反应的内转。"厌恶"在皮尔斯（Perls，1947）的《自我、饥饿和攻击》中讨论过：

> 厌恶意味着不接受，有机体在情感上对食物的完全的拒绝，不管食物是真的在胃里或喉咙里，还是只是想象在那儿……这种阻抗属于一种破坏……附加一个额外的阻抗，就是对阻抗的阻抗，具有特殊的重要性：对厌恶的抑制。

因此，当我发现难以维持"情感上的拒绝"或难以疏离那些我正在被"强迫喂食"的东西，由于淹没性的强制力、拒绝的恐惧或缺少视角，我会同时抑制和内转我的厌恶。这样厌恶就变成了自体厌恶，破坏变成自体破坏，疏离变成自体疏离。

我和这类自体疏离工作的体验是，来访者常会感到厌恶，或者在处理这些素材的时候显示出厌恶的面部表情。治疗师必须愿意在场，接纳来访者的厌恶和暴怒，因为那是指向外部的，不再转回内部。

作为治疗师，我的任务不是避免让来访者感到羞耻或尴尬：这常常是新的可能性浮现的信号。然而，我需要意识到这有多么的痛苦。重要的是我不强迫来访者加快速度，否则羞耻会像洪水一般，超出他们的自体支持，或是他们能够和我接触并获取其他环境支持的能力。一些作者受到自体心理学的影响，提出来访者感到"羞耻"是一种治疗失误。在某种意义上这是正确的：如果他们感受到"羞耻"，这就意味着他们并不感到自己处于承认自己羞耻的位置上。重点是升级接触并加速工作，这样来访者可以感受到他们自己所拥有的情感，包括羞耻。

下一章，我会通过故事尝试来阐述对这一点和对前一章的思考，故事内容来自我之前介绍过的虚拟来访者简的发展过程。

第八章
简的故事

这一章，基于斯特恩（Stern，1985）关于婴儿世界的研究，我会以虚拟来访者简的例子来具体说明我自己在儿童发展和自体障碍领域的取向。我发现斯特恩的见解和格式塔理论，与我在我的孩子们的婴儿和孩童时期的观察是兼容的。

•

35 年前简出生。她即刻的体验是，在新的动态模式下适应新情境：得呼吸，保持体温，调整进入眼睛的光量，应付她的饥饿反应、尿布、衣服、洗澡——与子宫相比，这个豁然开朗的环境让人更加兴奋也更加感受到挫败。她的一些反应已然准备就绪——"与生俱来的"。她去找尿布和人脸多于其他景象，和其他声音相比，她更希望听到人声。她没有一个完全成形的记忆，但是她会学习，并迅速开始对景象、声音、味道和与环境发生的肢体接触形成某些意义（当然是非语言的）。她会做一些"交叉模态匹配"（［cross modal matching］Stern，1985）：连接一个人和一个声音，连接一个景象和一种感觉或味道。

对我们来说同样重要的是，意识到新生儿简的"硬件"（hard-wired）能力是多么少。大部分动物生来就对即将遇到的众

136

多情境具有直觉反应。他们做出决定，不过大部分选择是基于直觉的。这一点的影响可以从这样一个事实中看出：人类采纳了一套的价值观，而这些价值观对于不同的人来说可能大相径庭。这些选定的价值和其他相对不变的与环境接触的方式，被称为自体的人格功能，进而形成我们做出具体选择的基础。此外，随着时间推移，简会更新她的人格和价值观。

简会记事，也会随之学习，但是过去的记忆和如今她（以及我的）所记得的大为不同，这有多种原因。首先，生理层面的记忆功能尚未成熟，会持续发展到 5 岁左右。我们不清楚婴儿期哪种形式的记忆会被简同化。我们知道会有某种形式足以让她学到大量她要学习的东西。这些学习方式从出生前就开始了，形成了一个成熟的连续谱，比如说，某一代的婴儿出现能够识别《邻居》这首主题歌的迹象，这正是准妈妈们在孕期看的肥皂剧。

简的婴儿记忆和我们所经历的记忆的第二种差异形式，实际上是因为她不会说话。一种成年人记忆的方式是通过词语这个平行世界，把体验象征化并以此和其他人交流，或是把自己当成他人而进行交流。简在这个时期并不能这样做，我把她的记忆体验想象为一种认知，或是一种似曾相识的感觉。

第三，简还没有（但会慢慢发展出）我们称为"世界运转机制"的意识。掉在简婴儿车上的那片褐色东西，不会被看成树上的落叶，因为不存在秋天来了而我之前见过……或者，这是太阳光，那是卧室的光。对他们来说，在知之甚少的一团互动中，理解事件就更无能为力了。我猜想随之会出现更多疑惑的感受，以及更多层面的情感。与饥饿联系在一起的不是对晚餐的期待，而是对食物是否会及时送到的恐慌。这顿饭将是完全的满足而不是在两次约定之间硬塞的东西。

我要说清楚的是，伴随着事实的陈述，简会产生一种记忆体验的疏离感，尽管这种疏离体验我们都经历过。然而，这时期的任何记忆体验，都经过了不同的生理机能、理解和措辞的过滤。就像科幻小说中的故事一样，人类的大脑被外星物种植入了记忆，但并不能像外星物种那样形成意义。而且，记忆不是像录音机那样记录发生的事情，而是一种建构，就像我前面讨论过的那样。

就我们的目的而言，我们现在可以说，简在记忆，匹配体验，学习。这种学习必然多数是被动的：用格式塔的术语来说，她的自体过程多数是本我。她的身体"渐渐变大"（PHG），她和体验的任何一方面连接都是稍纵即逝且引发幻觉的。一些事情会具象化（自我）：饥饿时会找的乳房（有时候很可能是硬件式的）、灯光、她认识并且也许会学着去操控的物件（例如婴儿床上的玩具）。她在发展和周围事物的交流（非语言的），和妈妈、爸爸、哥哥连接的行为模式，回复别人的相应动作（比如抓住别人伸出的手指）。这是一种无文字的语言，只有先有这种沟通能力，才能学会文字，发展言语交流。

问题从这里开始了。简的母亲和父亲被父母抚养长大的方式与他们如今的类似。早期经历中他们很少被触摸，所以他们也不怎么抚摸简。作为发展对自己生理感觉的身体体验来说，简的识别模式中不包含爱的拥抱。也许有一些粗暴触碰，不至于到故意伤害的地步，但缺少父母对敏感肌肤的感知，对不同方式的抚摸所带来的冲击力了解甚少。她也能感觉到脏兮兮的尿布很久没换，而且他们费劲地擦拭屁股和生殖区。简整个过程中能做的，就是对粗暴触碰降低敏感度。她并不会为这种体验感到震惊：一方面这是识别模式的一部分，对她和其他所有婴儿来说，这带来一种安全感。她当然会比没有经历过这种疼痛碰触的孩子哭得少。就是在这种粗暴的接触中，她学会了认识作为生物体的自己。

这个过程被丹尼尔·斯特恩称为浮现自体。斯特恩所说的自体的四个范畴相继开始，并贯穿一生。如同格式塔对自体的定义，它们是关系式的。我认为童年晚期及成年时期的自体浮现体验与格式塔治疗中自体的本我过程相关。

现在继续简的故事，进展到斯特恩自体感和关联性的下一个范畴：核心自体。

简4个月大了。身体长大了些，也有了更多发展。如格式塔所说，她能够更多地攻击她的环境。她的移动大多带有目的，对结果是有期待的。当然，这些期待仍然并非言语化的，但是识别和记忆了简所采用的模式。她甚至能够越来越多地辨认出周围人说的话，并把它们联想为模式的一部分（虽然她无法控制自己的声音或练习用言语回应自己——但随着简年龄的增长，这种理解和无能为力的组合会逐渐成为她沮丧的来源）。她想要并努力获得关注。所以，当隔壁的女士用特定声调说"这个漂亮的小姑娘是谁啊"，简知道某些动作可以带来更多友好的关注。

当简的妈妈说"不!"时，她有两个剧本，在不同情况下都用过。如果她继续做正在做的事，妈妈的音量会提高，简会感受被扇巴掌或吓得颤抖的疼痛。这是关注，是对自己身体存在的身体确认，但这仍然是不舒适的，甚至有点吓人。可是，不舒适和那么一点害怕（害怕有所减少，因为她从过往场景中了解到她生存并未受到威胁）是简熟悉的，这很让人欣慰。有时候她过度降低身体敏感度，以致她难以感受到邻居温柔的抚摸。在其他时候，简不需要那么多关注，比如如果她困了，那么她知道以安静和保持身体不动来回应妈妈的"不!",通常这会让母亲归于沉默,也更少带来疼痛。

与爸爸和哥哥相处时她会重现相似的行为模式。哥哥西蒙(比她年长 6 岁)开始用她的生殖器官做实验时,她的感受是十分复杂的。这是一种关注,但和西蒙做的其他事相比,这通常很不舒服——可是又像她对自己做的(甚至包括出生之前)那样是有点愉悦的。另一个让人不解的是西蒙的反应。他这么做似乎并不舒服,而且一旦被抓到,爸爸会当着简的面打他。但至少妈妈在对着简大喊还拍打她的时候是舒服的。

简的爸爸通常不在。他在身边时,偶尔会让简坐在自己的膝盖上,给她读故事。他这么做时简感觉不舒服,跟哥哥与她接触时所做的一样。她也害怕他的个头和力量。他打过她一两次,但更要紧的是,她还看到他打西蒙时更严厉。相对而言这更让人害怕,因为她不知道哪些行为会忽然招打,也无法量化结果如何,她能否存活下来,或是有多疼。就这样,爸爸在身边时简很安静,他感到很庆幸,不用朝女儿大喊大叫或是重重地打她就可以让她"乖乖地"待着。和对待西蒙相比,他认为自己是纵容女儿的好爸爸(男孩就是爱调皮捣蛋)。他甚至小瞧他的妻子,觉得她就"搞不定"简:妈妈照看时她好像常哭。他说:"谁是爸爸最棒的女儿啊?"这种声调,简之前已经在邻居那儿学会了如何应对。

在简更加积极的选择和互动中,我们可以看到认同和疏离的自我功能发展。实际上对于环境中不受约束的开放性,她的本我过程做出了某种程度的疏离。环境不再只是奇妙的来源,还充满威胁和不快。她聚焦于潜在的威胁来源,钝化其直觉敏感度。不过也不是一向如此:父母是爱她的,以他们做得到的方式表现出来，而她也爱父母，以近乎相同的方式。简从不怀疑自己会有吃的，有衣服穿，保持温暖和干净，免遭外界危险（朝她吠的狗被嘘走了，当西蒙伤害她时也会被拉走）。她有玩具，有时候爸爸、妈妈或哥哥会跟她玩，她在与世界接触的玩乐中重新发现了喜悦。有时候其他蹒跚学步的孩子会找她玩，有时候她会去托儿所和其他孩子玩。这并不是一个夸张的凄凉经历。她的主要恐惧不在于身边发生的事，而是担心将要发生的，尤其是和爸爸在一起的时候。而自相矛盾的是，如果担心的事确实发生了，爸爸打了她，那么当简长大些时，反倒觉得没那么吓人，因为疼痛本身是她熟悉的。

简现在无疑是在发展人格。她不会说话，但知道自己是爸爸的"乖女儿"，这是他用特定语气告诉她的，她逐步认识了这些词汇，爸爸和她在一起很放松。他告诉男性朋友说"简是我生命中唯一不会喋喋不休的女人"。在她对自己的认识中，其实在爸爸不在或对她不友好的时候，她是生他气的，不过是以一种小心、克制的方式。我想我们可以说，简的人格功能在她和爸爸合用的行动语言中形成，是"言语化"的自我理解。

和妈妈的关系就比较事务性。她不再需要妈妈太多关注，适当的安静可以避免她生气。这对简是件好事，因为在某种程度上妈妈嫉妒丈夫和女儿相处得那么好。她也为此羞愧，不常对简表达情感。西蒙还是会戏弄简，就像对他的那些朋友一样，但是不再有性侵犯，因为被发现的话爸爸肯定会暴力以对，而且他和其他小男孩有别的兴趣了，比如足球或游戏。除非爸爸在身边，否则简对西蒙很谨慎，每次她哭，爸爸都会注意西蒙。在这种共有环境下，简了解到她是谁，以及别人如何看待她。这些见闻让她知道如何行事，以及环境如何回应她的期待。

　　有趣的是，尽管她依赖父母，尤其是妈妈（基本每天都是她在照顾），但从出生开始简就是一个独立、进行着选择的实体，随着活动场的扩大，她可以练习进行选择，并熟悉世界和掌控自己身体的发展。只有随后到 6 个月大的时候，她才会发展到斯特恩称为"与他者一起的自体"的位置，这是"我们"的而不是"我和你"的位置，比如和爸爸一起，或和托儿所的某个朋友在一起。儿童发展的早期理论家对此看法截然不同，比如玛格丽特·马勒，她认为新生儿和妈妈是完全的共生关系，到后期才分离。斯特恩及其团队关于婴儿自主选择权的实验很吸引人，也并值得一读。

　　到了 8 个月大时，简发展到下一步。通过培养亲密能力，简开始认识到他人是和自己一样的人，从此开启了斯特恩所说的自体的主体间领域。她学着去理解别人怎样做他们在做的事。从简的体验来说，某种程度上她这样做的能力有限，甚至有些扭曲。她更容易进入男性而非女性的视角。同时，简对其他孩子的理解能力也相对较弱。

　　简和她的父母都发现，很难同时保有对自己和对他人的感受。所以，和爸爸在一起时，简知道他喜欢的方式，并如此行事来获得关注，而不会确认自己想要的是否不同。从根本上来说，她喜欢他的认可和关注。与妈妈一起时简关注自己的需要，而不把妈妈的需要放进考虑范围。简和妈妈发生冲突时，爸爸的开心强化了这种模式。

　　如果我们快进几年，简长大了，这个层面的连接障碍变得异常明显。她和父母的关系基本没变。简对其他孩子的理解困难是一个主要限制，尤其当他们玩孩子的游戏，或打闹着或一起洗澡嬉戏，以此来有趣地探查自己和对方的身体时。而简的身体游戏是扮演与父母有关的"另一个女人"。她常常自慰。她要不表现得早熟，和其他孩子相比，更愿意和大人待在家里，要不就非常孩子气地发脾气和任性行事。

　　大概 15 个月时，简开始说话。这并不是说，在这之前语言对她就毫无意义。几个月来，她在别人的话中学会了些简单词汇或词组的意思。通过她不断增长的对他人的认同及婴儿的直觉，她觉察到这是她可以交流的潜在方式。（在"狼孩"的研究中，我们知道要发展语言能力，这两者缺一不可，狼孩缺失的是有人跟他说话的可能性认同。）她需要更多更准确的口腔、肺部和喉咙的运动练习，以便让模仿的声音清晰到使人理解。实际上，我猜想第一个简单的发音组合是一开始的闭口音（"mm"），然后是开口音（"aa"）。我的推断是，与其说这是孩子学习的第一个词，不如说"mama"这个自然发音，或是类似（"baba、dada"）的发音，作为母亲的名字会得到普遍接受。任何情况下简说"mama"，都会引起整个家庭的欢呼，包括平时很少获得的妈妈的关注，这令人愉快，所以她会更常说。

　　随着语言发展，简的体验在很多方面发生了变化。她缓慢地创造了一个平行于知觉世界的词汇和概念的世界。这个世界变得越来越复杂而分化，与她的知觉世界也联系得更多，这使得简的所见所闻都经过语言和概念的屏幕过滤。简的自体概念就是其中之一。这是种分裂，一直作为"我"（I）的简，也变成了"客我"（me），她可以讨论这个人，甚至可以对其说话。因此她会说"简想要饼干"，或当她受伤时说"可怜的简"。这是简人格功能的一个主要方面，"自体的言语复制品"（PHG）。而且，她会用多种方式让言语人格与感觉材料相背离。她可以开玩笑地想象："简是一个公主。"或者鉴于她的过去："简嫁给了她的爸爸。"她可以说个谎话:"简没打碎那个。"然后就像相信自己所扮演的公主一样信以为真。

语言功能运作的另一面向是简可以更具体地理解别人想让她做什么,尤其是她的父母。这也因此助长了她的"调皮劲儿"。她可以说"不",有时候因为她不想做这些事,有时候因为她想要的有所不同,并使用自我功能中的疏离去探索她和他人间的边界。父母说她进入了"可怕的两岁"。

简的爸爸对她立场摇摆,一会儿觉得有趣又可爱,可如果给他添了麻烦,他又会生气并拍打简。简学会了很好地评估状况。妈妈很有可能生气和批评她,但多数是觉得疲惫和厌烦,"试图视而不见",换言之,直接屏蔽。这会导致一个恶性循环:简感到被拒绝,失去了她想要探索的边界,然后她的行为恶化。妈妈更多地后撤,简行为恶化。简的信念中,最终她会被扇巴掌,这是一种关注,也算是某种边界。有时,简的爸爸站在一旁大笑,这会导致简跟妈妈争吵,而当妈妈发火时爸爸会生妈妈的气。

当然,另一个正在发生的改变是简到了运动的阶段,先是会爬,然后会走。她这样走来走去加上各种不同尝试,有时真让父母头疼。她去幼儿园时就简单多了。她会继续顽皮地进行边界试探,但会遇到比较清晰的边界,所以她和幼儿园的头儿可以更轻松地适应彼此,毫不夸张地说,他们都知道自己是谁。

还剩一个成长阶段我想讨论:发育期和青少年期。简到了12岁,对于家人来说,她看起来更像是女人而不再是女孩。也许你有所发现,这个家庭在代际关系上无论如何都是让人困惑的,爸爸越来越把简当作代理妻子,而她哥哥把她当作性兴趣对象。简明显性发育的事实引发了一系列变化。爸爸隐约地觉察到自己对简的看法存在乱伦逻辑,所以他在身体上让自己后撤,而不是采取行动。哥哥开始有些暗示性言论，还会试图去卧室或洗手间偷窥她。妈妈则完全是感觉的混合体。她自己的性别体验不是很积极，而且她多次和简谈话，告诉她"要当心"。她也以一种不自知的方式，认为简发展对同龄男孩的兴趣是有潜在好处的：这将分离她和爸爸的亲密关系，而这种亲密总让妈妈觉得烦恼，有时甚至厌恶。

简自己感觉得到跟爸爸的分离，同时感受到他的性兴趣，所以她会用尽卖俏技能尝试再次靠近。这反而让爸爸更加远离。然后她转移注意力，和比自己年长几岁的男孩调情，微妙的是这会受到妈妈的鼓励。她 14 岁时和一个 16 岁的男孩有了第一次完整的性经历，鉴于她的过去，这实在不算是离经叛道。

与此同时，简在心智上发展良好，足以在学校表现出色，在班级里处于中上等。特别是跟她喜欢或喜欢她的老师，学习对她来说相当容易。她的理科学得很好，最终深造，而后在实验室里工作。

17 岁时，简从父母家中搬出来和 25 岁的男朋友一起住。她从没有考虑过搬出去独自住——她不曾体验到自己是一个拥有权利的完整的人。

●

在这个虚拟的故事中，我希望谈到简在关系上的发展，同时也是她的自体发展，可以看到在这位来到治疗室的成年女士身上，那些旧有模式仍然依稀可见。直接原因并非我们是"童年的产物"。童年的重要性在于简习得了在这个世界上存在和理解的特定模式，那时她不具有独立性和对问题的看法，这些特定模式等同于她做自己的方式。那些模式确实很熟悉（*familiar*），因

145

其直接源自家庭（family）。她会用适用于这个家庭的方法，来尝试满足自己的需要。

简的成年世界中，这些模式要么不适用，要么只在特定情况下适用，也就是和她相处的人，以她原生家庭的方式群集于她身边（简会鼓励她身边的人这样做）。此时此地习惯性的行为是，她限制自己的觉察和接触，来回避对陌生的焦虑。在某些方面，可能会有些特定的后果，比如她害怕招致拒绝。然而，核心僵局是一种焦虑，它与失去让简成为其所是的东西有关的，死层（death layer）里没有简所期待的指示牌或里程碑。在这里会经历死亡和重生。也难怪她会有自杀幻想。

第九章
对话和实验

对于很多人来说，格式塔治疗等同于一套实验技术，特别是"空椅子"和幻想对话。近来有些摇摆，加上受到马丁·布伯的作品的吸引，以及对斯托洛罗（Stolorow, Atwood & Brandchaft, 1994）这样"主体间性"治疗师的关注，这种摆动开始从使用实验转向强调"对话治疗"（dialogic therapy）。

我想在这里提出的问题是：在格式塔治疗中，对话和实验具有什么含义，处于怎样的位置？我也会把这个问题与自体支持、环境支持，以及格式塔治疗中面质的含义和位置联系起来。

什么是对话？

我的观点是，格式塔治疗具有对话性，这一点有其特别的意义，这样的对话包括实验，从这种意义来讲，弗里茨·皮尔斯通常是极具对话性的。布伯和皮尔斯所实践的对话，强调差异性和接触，而不是共情与调谐。这不是最保险的选择。布伯的学生（也是布伯的朋友）莫里斯·弗里德曼（Maurice Friedman, 1990）为这种方法展示了一个很好的例子，涉及他和一个有自杀倾向的学生的关系：

> 在季度末她说："我没有写论文，但是我会写一封信给你，讲我要写的内容。"我再次说："好的。"然后她宣称，今年余下的时间她要去找海林·林德（Helen Lynd）而不找我了。我又一次说："好的，但你还是要给我写那篇论文。"然后她又找我说："我正在靠近地铁车厢。对你来说什么更重要？那篇论文还是我的生命？"我说："你才是那个想要获取信任的人，对你来说哪个更重要？"我拒绝妥协……她毕业后一直与我保持联络……我当时可以说："哦，好吧，玛吉处于危险之中，所以我得温柔以待。"但这并不能确认她的生命。我的意思是，我需要冒险，哪怕她有自杀的可能性。这是真实的确认。

所有的格式塔"客体"都是关系式的：自体、他者、意义、觉察，用卡尔·霍奇斯（Carl Hodges）的术语来说，都是接触边界上的事件。以这种关系视角为基础的治疗必然具有对话性，例如，强调成长发生在治疗师和来访者的接触及关系中，而不是在来访者"内部"。接触边界既连接又分离自体与他者、有机体与环境。治疗师的任务是作为与来访者连接的"他者"，使之能够探索和发展"自体"。这个"之间的"（使用布伯的术语）就是接触边界。接触就是差异性，随着会面而到来，一路引向"最终接触"（final contact）的时刻，在那里接触者和被接触者之间的边界消散，二者都对改变开放。

对我来说，这完全类似于布伯的"我-汝时刻"（I-Thou moment），另外要强调的是，仅仅与另一个人在一起是不可能实现的。有时布伯被拿来支持这样的观点，我们和其他人进行接触时绝对地集中，相应地忽略了非人类的环境（类似于，随着全球气候变暖和臭氧层的破坏，人类的头顶上好像有个洞！）。PHG吸引人的一点就是他们把人类的觉察放在了更广阔的自然界背景中。实际上，布伯的观点并非完全指向人与人的接触，他还探讨个体的存在：

> ……真实的接触，在与世界的真实互惠关系中，世界能与人在所有点上相遇。不只是和人类，因为有些时候我们以有别于人的形态与世界相遇。（Buber in Kirschenbaum & Henderson [eds.]，1990）

格式塔对话取向的一个重要方面是，它首先是非言语的。皮尔斯在与赖希的分析中发展出后来的观点，他认为对于过程的引导，来访者所做的比他所说的要更加可信。格式塔治疗不是一个"与心智的会面"。实际上就像我说的，PHG所理解的"心智"，是在复杂社会中不可避免的幻象，那里"存在着慢性低压的失调，一种持续地对危险和挫败的恼火，散布在偶然且敏感的紧要关头，并且从来不会全然放松"（PHG），使得我们持续处在"慢性低级别突发事件"状态。

对非言语的这种强调把治疗性节制（*therapeutic abstinence*）这个分析概念带回到了格式塔对话取向中。维持一个对话并不意味着我要说很多话，要回答来访者的问题，或者说很多关于我自己的事情。我可以通过我的关注和兴趣、我眼中的表情，或是调整和来访者的距离，来支撑对话中我这一方，而不是每次都去寻找一些语言上的回应。哈里斯（Harris，1996）曾十分中肯地描述过治疗中沉默的价值和力量，并指出（个人交流，对劳拉·皮尔斯的转述）当治疗师的技术水平提高时，他可以"有这种本领：'只做必做，尽量少做'"。

因此对我来说，格式塔治疗中对话的关键点有：

· 愿意作为他者为来访者待在那里。

· 对来访者和他的成长做出承诺。

· 愿意向来访者分享自己，但不将自己的意愿强加给他。

· 向来访者提出清晰的要求：费用、无暴力、愿意与我共同参与过程。

· 愿意去尝试和理解来访者如何看待这个世界，但并不放弃自己看待这个世界的方式（布伯称之为"融入"）。

更专业的说法是，尽我之所能，精准地待在接触边界上，既不进入来访者的心理空间，也不把自己带离来访者。太极中的"推手"练习是个很好的类比，保持接触，持续移动，这样我既不会把别人推倒也不会被别人推倒。

对话、共情和调谐

格式塔对话有个显著的特征，即强调治疗师的"他者性"是来访者获得自体感和相遇可能的先决条件。在这样的对话取向中，共情是个很有问题的概念。雷斯尼克（Resnick, 1995）认为：

科胡特式的持续共情回应，是一种与来访者建立并保持"调谐"的尝试。从功能上来说，这需要频繁地（如果并非持续性地）否认治疗师的现象学，来支持来访者的现象学，完全不可能做出任何的真实接触或对话。（强调为原文所加）

作为格式塔治疗师，我们需要警惕像"共情性调谐""镜映"或"达成发展需要"这样的概念：孩童时期缺失这样的调谐，所以只有从治疗师那里得到了，来访者才能继续下一个发展阶段。相反地，我们会更多地思考布伯所说的"融入"（来自另一个人的关注和理解，这个人是他者，所以可接触）和"确认"（重视此刻这个人是谁，以及她将成为的那个人的运动）。最重要的是，布伯（Buber in Kirschenbaum & Henderson [eds.]），1990）指出：

……我称之为对话的，本质上必然有个惊讶的瞬间……一个人能够让自己惊讶。但是与一个人让另一个人惊讶的方式差别很大。

来访者带来孩童时期和其他地方的"未完成事件"，而且早已擅长寻找虚假的方式去完成它。神经症患者把他的世界限制在背景中那些痛苦停留的地方。在试图淹没进行接触或被看到的痛苦中，边缘型的人融合地附着于他人、药物或性——而当他人试图保持一定距离时，他们会迅速转向暴怒或绝望。自恋的人在本质上把自己分裂为两个，她首先会去连接那个分裂的部分（内转）而不是环境。

这些都是为了回避与希望说再见的痛苦，以一种我想要的方式，从我想要的那个人身上获得我想要的；也是为了回避与他人真实对话所面临的"惊讶"。令人惊奇的是，当我允许自己悲伤时，我会发现这个世界足够大，能够提供我现在发展所需要的东西：接触、肯定、挑战、爱、不可预测性、玩耍、后撤的场所。如今我能够获得我想要的，不是像孩子那样得不到则生成"替代品"，而是与现在我所拥有的更宽广、更丰富的世界接触。

在治疗中，来访者从治疗师那里获得这样的接触，这不是疗愈的先决条件，而是疗愈结果，来自对童年希望感到绝望并与之告别。这个绝望作为"僵局"，通向皮尔斯（Perls，1969）神经症五个层次中内爆的"死层"。在来访者说再见之前，对真实对话感兴趣的格式塔治疗师必须避免扮演替代性的父母，那会剥夺来访者的真实接触。治疗师需要对来访者想要放弃的节奏和级别敏感，在这里接触技巧十分重要。一些来访者不愿意继续这个工作并选择离开，有时是治疗师选错了干预的时机；不过通常是来访者开始在工作中感受到痛苦，而不愿意去直面它。这是可以的，也不必然是治疗师的失误。

托宾（Tobin，1982）阐述了相反的观点：

> 有一个例子（面质性超出了来访者的容忍度），一位来访者仅一次会面就离开了治疗，但三年之后，他又回到了团体中。第一次会面时我对这个男人说："我感觉不到和你有任何接触。"我用我认为充满善意的声音这样说，目的是让他知道，我认为他的一个重要特点是，他不能够与他人进行真实的接触，并且我们可以就这一点开始工作。三年后，当他带着巨大的绝望回来时，作为最后的求助，他试图和我一起进行团体治疗，他跟我说他知道三年前我说的是对的，但是对我的评价他感到非常受伤，他觉得不能跟一个对自己如

此麻木不仁的人一起工作。

我的问题来了，为什么这是个"错误"？有趣的是，我认为布伯完全不会认同这是个错误！托宾的假定是他的评价"伤害"了来访者。但是，我的假定是来访者认识到这个评价的有效性，这为他打开了一扇体验伤痛和羞耻的大门。在那个阶段，他做出了离开治疗的选择，而不是和这个治疗师待在一起，因后者会和他想要回避伤痛的愿望融合。然而，他记得治疗师！三年后他回到托宾那里，准备好了带着"绝望"去工作。不错：一次会面给了他与另一个人的连接，他知道这个人会告诉他真相，而且愿意与他接触。他的过程是连续的，他到了他的绝望点，然后回到了托宾那里。而为了这一切，他只付了一次会面的钱！如果改一下，他和一个"共情性调谐"的治疗师工作三年，他的生活会变得更好吗？我们不知道。我的猜测是，会和托宾的结果相反。

支持和面质

皮尔斯将格式塔治疗的目标界定为，从操纵环境以作为支持移动向自体支持。有时候这被理解为，皮尔斯认为成熟是我们要自己完成所有的事，而非从环境中获得支持。我常听人说皮尔斯太过认同个人主义的"自体支持"一极，而忽略了与之相对的环境支持。有些时候这个批评是成立的。但是让我们来看看皮尔斯（Perls, 1993）所说的：

> 如果人完全靠自己，个体生理存活的可能几乎为零。从

身体上来说，人类的生存需要其他人。孤身一人，心理和情感的存活机会甚至更低……人类对群体的连接感，和对任何其他生理冲动的连接感一样自然。

这和强调"自体支持"有什么关系呢？看下这句话：

> 格式塔取向认为，个体是有机体/环境场的一个功能，同时人的行为是他与场连接的反映，这和人类既是个体也是社会生物的概念是一致的。

"自体支持"中的"我"是 PHG 说的自体，不是笛卡尔的机器中的幽灵！这个自体来自环境，也来自有机体。混沌理论称之为"浮现"：自体在互动中浮现，而不是在参与互动时产生。然后自体同时作用于接触边界的两边，以此支持其自体状态。这是反馈机制，或者说内稳态。有机体将开放——并移动向——那些环境中新奇和/或具有滋养的部分，关闭——以及移离——那些有毒的部分；环境转而（被攻击）提供食物、人类接触、创造性和多种形式的愉悦感。平衡的一部分是有机体和环境处于良好的接触中。这并不是得到了环境的支持而获得了自体支持，而是在接触边界上产生的这个彼得-"自体"，既是彼得-环境又是彼得-有机体的一个功能。比如说，来访者和我有眼神的交流，看到我愿意和她待在这儿，并从中（基于接触）获得支持，这就是自体支持。

另一方面，如果我操控环境进行支持，我会把我/有机体打包扔到环境中，然后说"照看下这个"。那么我的行为不是基于和环境接触时的欲望、需要和兴趣，而是基于我对我感觉良好的那个环境的回应。这个互动不是在与环境接触中产生的，而是来自操纵。矛盾的是，相较于产生自体支持的接触性互动，这种互动更加"自私"。

缺乏自体支持的极端版本是"神经崩溃"，事实上人们否认了对自己行为所负有的责任，甚至是他们生存的责任。这个人不可接触，同时强势地控制着他周围的一切。比如说，来访者没有看我，但是希望我说出大意是"我支持你"这样的话（不管那意味着什么！）来让他自己感觉好一点，这既是对我的操纵，又是对自己的操纵。可能不只是我会说谎：我确实会说谎，因为我会说一句貌似有意义的大空话。皮尔斯没有把向环境要支持病理化，但是接触过程的中断让它变成了操纵。

"未完成事件"的堆积导致完全接触的丢失，它们急切地要求注意力，并从当下的接触中汲取能量。"自主原则"的出发点正是这些良好接触丢失的地方，去觉察这些缺少颜色、优雅、一致性和"良好形态"的格式塔所形成的位置。对于来访者无意识地回避接触的神经质（别无选择）策略，以及操纵世界来支持她惯有模式（即便来访者知道这种模式不起作用）的企图，治疗师对其进行挫败，并把觉察带进来。

我认为（和皮尔斯一样）来访者进入治疗时，他们想从我这得到的一般都没什么帮助——如果可以这么简单，他们就不用找治疗师了！——因此，尤其是在治疗初期，我必须能够不去融合他们公开的那些需要。我可能会以不同的方式提供接触，或是询问如果我按照他们的要求去做会发生什么，或是让他们扮演治疗师并给出回应，再或者说我想更好地了解他们，询问现在和我待在一起感觉怎么样。随后，当他们更多地接触到自己此时此地的需要、愿望和兴趣时，我会更愿意给予他们想要的。

这看似加重了挫败那一极，但我想强调的是，这么做的目标是恢复接触，为此我需要尽可能全然地为接触而存在。我要清楚（对他们也对我自己）我并不是心怀恶意地给他们带来挫败，或者带着施虐的想法去伤害来访者，而是带着对来访者之整体性的兴趣和尊重，不仅仅是那些神经质的需求。我想把这一点和惠勒（Wheeler，1991）所探讨的治疗师需要不被"图形束缚"（figure-bound）联系起来；我认为更确切的说法是，我必须确保我的图形没有和来访者的图形相融合。

在格式塔对话疗法中，这样做的意义是，我是作为一个真实的人出现在治疗中的，我不是一个"支持者"或"助人者"，并且不会和来访者的期待相融合。有时我可能会支持和帮助，有时会挑战和挫败，但是这都来自接触的流动，来自那种真诚，而不是操纵来访者使其感觉好一些，或是让我感觉更加利他。就自我功能而言，我和来访者的接触有时会强调疏离或差异性，有时会强调认同或相似性。然而，格式塔疗法所依据的自体状态理论认为，我的出发点必须是差异性（可承受范围内尽可能多），并且愿意与差异性接触，否则接触过程无法开始。

赋能

英国广播公司二台（BBC2）有一档精彩的系列节目，是关于伦敦动物园的财政危机的，莫莉·迪宁（Molly Dineen）采访其中一位负责人时遭遇了史上最冷场的一刻。他解释了为员工赋能的必要性。"一旦你为他们赋能"，他说，"你就把他们放到了研磨机之中。"（Ward，1993）

　　支持和面质的论辩之下，通常是为来访者"赋能"这个问题。假设有一个来访者，因为恐惧而抑制自己从环境中获取力量，治疗师最好的回应是什么？很明显让来访者最舒服的是治疗师也抑制自己的力量，并强调他愿意接受来访者的选择。遗憾的是，我认为这样做会产生悖论式的效果：言外之意是，我这样做其实是在告诉来访者，我有能力让她感到更加"有能量"。我反而变成了那个有力量的人！因此我越是为来访者赋能，就越剥夺她的能量。

　　我的基本假定是，我唯一能做的是尽可能有力量地在场，不会让来访者离开或是转向非接触的恐惧；然后来访者可以选择是否冒险和我进行有力的会面。我要确保自己的力量不是基于想要控制来访者的愿望，也不是要呈现我自己的一些"未完成事件"。因此，为了让我能够待在这种有力量且具有疗愈性的会面中，一个先决条件是我保持和自己良好的接触，并准确地使用我的接触功能（看、听）。

　　彼得：我刚刚看到你停止了呼吸，眼神变得涣散。发生了什么？

　　简：我忽然感到害怕和尴尬。我觉得你可以看透我。

　　彼得：嗯……重要的是在中断的时候不进入恐惧和羞耻，即使看起来那是件可做的事。如果你需要休息一下或是站起来走一走，就告诉我。除此之外，我建议你继续看着我，看看我对你的真实反应，而不是你害怕的那个反应。

　　（我的体验是，承认来访者的恐惧和/或羞耻，不去试图让它变得舒服一些，由此在和我的真实性而非投射的接触中，我引导她修通这些感受，如果我较少地展示我的力量，则那些投射会强烈得多。）

> 简：我害怕你觉得我不应该说这些事。
>
> 彼得：从你对我的经验来看，如果我这么认为，我会不说出来吗？
>
> 简：（沉思，然后笑了出来）不，我觉得你会告诉我。
>
> 彼得：我不会对你隐瞒！

实验

这引出了实验在格式塔治疗中的作用，以及实验与对话的关系。一些对话式格式塔治疗作家（如雅各布斯 [Jacobs]、海克纳 [Hycner]）不看好实验，其立论根据是，在治疗师让来访者做一个实验时，二者就脱离了水平关系。治疗师成了专家，来访者则要遵守规则，听从指挥。这个论点必须严肃对待。作为治疗师，我的每一次干预都会影响和来访者的关系，因为每一次都涉及场的结构，也都是让来访者以互补的方式采取行动的邀请。

在这里，我认为最相关的概念是**专业技能的平衡**。这是边界的议题。来访者的专业范围是：做他自己；选择自己的当下和未来；寻找他在环境中最好的创造性调整，除非他被焦虑中断了这个过程；在治疗关系中把这些区域展现给治疗师。治疗师的专业领域处于完全不同的层面：提供和维护治疗边界关系；能够深刻而准确地使用感觉官能（看、听等）；尤其是在回应来访者时，与她自己的体验保持良好接触；在被卡住的区域瞄准一个实验的创造性，并且了解何时适合或不适合提出实验的创造性。

因此本质上对我来说，作为治疗师去展现专业技能是没问题的：毕竟来访者正是为此付钱给我的！但是，专业技能的一部分是知道：有些来访者会把任何建议都当作要求，在我的权威面前贬低自己；其他来访者同样没有选择，会拒绝我的任何建议。我不会向这样做的来访者提出任何实验建议。有些实验还是适宜的：对于会抬高我的来访者，我可以坐得低一点，甚至在她面前俯身。这样的话，实验牵涉到的是我正在做的事，而不是对来访者的建议。来访者如果有意愿，她可以去觉察自己是如何反应的。有必要意识到这两类实验：一类是我建议来访者做些事情，另一类是治疗师做些事情，但不对来访者有要求，同时具有相关性，然后共同看看会发生什么。

格式塔治疗的实验具有一个特殊功能。我认为这并不是行为矫正的一种形式——虽然很遗憾，辛克（Zinker，1977 & 1994）确实这样描述过。我认为格式塔实验与安全的突发事件的概念，以及皮尔斯"五层次"神经症模型中，从"角色扮演层"向"僵局"的移动（有关所有这些概念，参见 Perls，1969）有关。就是说，来访者以此为契机，去探索他们对自己的行动和连接的限制，并借此打开前景，重新整合那些疏离的可能性，同时体会随之产生的焦虑。

格式塔治疗有三种基本的实验方法：带着觉察演出（慢下来）、夸张和反转。下面依次介绍。

带着觉察演出

　　来访者：我觉得看着你很困难。

　　治疗师：如果你愿意，可以试试先看向别处，接着眼睛慢慢转向我，然后描述一下这样做的时候你注意到了什么：身体的感觉如何？看到了什么？有什么想法、幻想？

　　来访者：好。我慢慢地看向你……胃部感觉很紧张……觉得好吓人……我在想象你冷漠地看着我，生气的眼神，很不喜欢。

　　治疗师：你的眼睛会对我说些什么？

　　来访者：我不想看到你生气，所以我和你保持距离。这就是我常对我父亲做的事！

　　这个实验中，来访者习惯做的事情在新框架下上演了：这是一个自由选择的实验，带着觉察缓慢地去做。新框架允许想象的冷漠和生气的眼神浮现于觉察中。之后我的想象是和眼睛进行对话，于是我建议来访者作为眼睛来讲话。在这个案例中，这样做将想象连接上了一段记忆。注意我并没有"挑选"某个想象、某段记忆或是任何特别的东西。浮现出什么就是什么。我的大部分实验都是这种类型。对我来说关键在于慢下来。如果可以缓慢地做并带着觉察，即便来访者想象杀我或以头撞墙也可以演出来。

夸张

治疗师：你可以做个实验，对你父亲说："我不会和你的愤怒待在一起。"

来访者：这很可怕——我决不能公开地这么对他说。不过我可以试一下……我不会和你的愤怒待在一起（右手和胳膊微微颤抖）。

治疗师：可以再说一遍吗？把胳膊上的动作做得夸张一点。

来访者：我不会和你的愤怒待在一起（捶打所坐的沙发）。

治疗师：再来一次。

来访者：（愤怒的声音）我不会和你的愤怒待在一起（捶打所坐的沙发）……现在我也变得很愤怒。

夸张——确定性的夸张（从"我不想……"到"我不会……"）和身体运动的夸张——的要点是一部分的行动被降到了最低程度。其目标不是过度夸张至超出正常位置，而是允许它待在正常位置，通过实验而超越习惯性的限制。因此我会鼓励呼吸很浅的人做深呼吸，但不要超出自然的呼吸水平（即便这样，对来访者来说也是不自然的）。我的目标不是"释放"情感，只是对存在的东西进行接触式表达。人们有时很容易被情绪高涨的戏剧迷住。我认为格式塔治疗中的任何戏剧，都应该是真实的戏剧，而不是卷毛胡子恶棍被打死、窘迫少女获救那种可怜的闹剧。

反转

> **治疗师**：现在你可以扮演你父亲的眼睛吗？回答说：我是冰冷而愤怒的……
>
> **来访者**：我是冰冷而愤怒的，你是一个不知道感恩的女孩，你远离我让我很高兴。把你送出去上学，我很开心。
>
> **治疗师**：换过来，以同样的方式，冰冷而愤怒地对你父亲说。
>
> **来访者**：我很高兴可以远离你。我有这么多的爱给你，你却把我推开。每一次我试着靠近都会受伤。你不值得我爱……但是我仍然爱你，而且很想你。

这个反转是经典的格式塔"空椅子"（不管来访者实际是否换了位置）。这种方法很容易被误解，被看作在自信果断中进行行为学习，寻找与父亲连接的新方式。我认为这不是重点。这个"父亲"不是真实的父亲，是来访者否认的那一极，否认是因为她父亲那样做的时候她不喜欢（参考我关于投射的探讨）。然而，由于否认这个极性，她和其他这样行事的人进行接触都是成问题的。她要么黏人要么逃避。她不允许自己进行分离式的接触，带有一点愤怒，而这可能是唯一的接触方式，不过从中会发展出其他的接触，就像上述片段结尾时那样，的确是会出现的。因为她不允许自己在人类层面上理解人性的弱点，她父亲就是那样行事，导致她只能继续抱怨他，或更有可能的是她会抱怨自己。

使用空椅子的目的是通过对话引导不同面向进行整合，允许一个舞台空间，让不同的情境依赖系统共同存在，并关注"建立限制围墙"的过程。现在很清楚，坐在椅子上的"人"很明显是这个人的不同面向。会产生技术困惑的地方在于，坐在垫子上和来访者对话的是其他人。比如是来访者在和妈妈、老板或房东对话。很快这个技术就变成了行为式的，去练习在困难情境中处理事情的新方法。有时候人们甚至觉得这是有用的。但这并不是此技术在格式塔中的意义。对格式塔疗法来说，那些我们觉得有问题的人和情境，我们自体受限的性格无法轻易地处理和面对，其原因是，我们从我们的范围之内剔除了和现在要处理的人的关系式可能性。

我们在这点上停一下，因为立刻就会出现反对意见。对于那些完全因为外部原因而处于贫困或饥饿中的人来说又如何呢？我想要区分的是问题情境和痛苦情境。在痛苦中，生活有时只有很少的选择可能。如果我接受了生命中某个时期所固有的痛苦，那么我的生活是痛苦的，但并不会问题成灾。治疗不会减轻这种痛苦，但也许我会受益于不去拼命改变那些不可避免的事。如果不接受痛苦，我就会觉得生活不仅痛苦，而且问题重重。在探索我的不接受时，可能到了某一点，我会允许自己接受这个情境，以这种方式解决问题。也许我会选择拒绝接受，比如顽固抵抗情境中的不公平，即便能做出重大改变的希望微乎其微。如果我意识到环境状况的现实性，对自己做出的选择保持诚实，那么即便我的处境仍然痛苦，也不再有问题。我当然知道大多数生活在贫穷和饥饿中的人负担不起心理治疗，而且无论如何也不会认为这是当务之急：这也是现实的一部分。

现在回到"空椅子"。希望从前文我的阐述中可以清楚一点：即使其中一把椅子的"占用者"是生活中认识的人，来访者也只能扮演他自己。和他交锋的这个是他剔除了关系可能性的那部分。对话中最有意义的椅子不是代表来访者所知道的自己的，而是代表他人的那一把。很遗憾，这通常是来访者想说走开或杀死的那部分，经常诱惑治疗师将其混为一谈。看起来矛盾的是，当我们反过来重视来访者所有的面向时，围墙内的部分自体确实会死亡，围墙外互补的部分自体也会随之死去，这时整合也就发生了。留下来的是一个更广阔的自体，充分结合了之前两个部分自体的可能性。反过来，如果部分自体被"否认"或拒绝，则无法实现整合，这会对我们的行为产生深远且隐秘的影响。

我想讨论一种特殊情境，虽然乍一看它和我讲的空椅子工作方式有所不同：向去世的人说"再见"。这是此技术的最美应用之一，通常会引发人们深刻的变化。空椅子上的人是逝者。被"复活"来与来访者对话。

虽然这个案例看似十分清晰，其中重要的角色是说着告别辞的来访者，但事实上，同样的考量也适用于此：和逝者在一起的记忆中，来访者在某些方面还有"未完成事件"，所以不愿意让他们离开。有可能他们需要多些时间和支持来面对这个已经没有自己深爱的人的世界，也可能是他们仍然在寻找一个父亲或母亲，能给予他们一直得不到的爱或支持，或是在等待一个可以过新生活的许可。他们可能会用憎恨的绳子把自己和他人绑在一起，而这和我上文讲述的建立限制围墙是一样的。最终，只有在他们能够同化和逝者相处的所有面向时，他们才可以对逝者说再见！这是格式塔中人们所熟悉的一个悖论。

无论如何，在生者能够让他或她离开之前，他们需要从投射的逝者那里得到些东西。可能只是乐于倾听；或愿意接受另一个人；或者清晰地指出，不管多么唯命是从，他们永远也不会接受这个人，这样后者才能够说再见，不只为逝者哀悼，也为自己的希望哀悼，因为他们本以为如果自己可以更好、更聪明或其他什么，事情就会有所不同。就像在电影《分秒不差》（*Clockwise*）中，约翰·克里斯（John Clockwise）扮演的角色说："我能够忍受绝望，是因为我希望……"

"空椅子"不是反转实验的唯一形式，其他可能的形式有：反转姿势（如蜷缩地坐着到打开地坐着）、反转声调（如大声到轻声）、反转身体距离（如站得远到站得近）、反转性格特征（如具有典型的给予型人格的人可以做索取的实验）。

实验和创造性

如果实验成为与来访者充满活力的关系的一部分，在这种关系中，来访者被邀请去超越其习惯性局限，那么作为治疗师，我必须愿意让实验过程中我的这一部分发挥创造性，在与来访者的接触中浮现，而不是停留在一系列标准化的实验中，预知会产生某个标准反应。记住，我在引导来访者变得不可预测——即使对我也是一样。

所以，我是在真正的科学意义上使用"实验"这个术语的，允许不同的新事物的生成，而不是像"学校实验室"那样，重复已经做过多次的东西，如果技术操作不出错，早就知道标准结果是什么。因此，这个创造的实验简述了我对来访者在何处及我们的关系在何处的良好理解。否则我们就是和对方"走个过场"。这是"内稳态"之双重性的例子：为了维持关系的可接触和滋养性，治疗师（希望最终是来访者）需要对来访者变化的现象学创造性地开放。

对话和实验

这样看待格式塔实验时，它成了我和来访者对话关系的一部分，为之提供了一个机会，以不同的方式去接触我及其他的环境。在对话（非融合的）层面的一部分是，我们都来自自己专业的治疗领域，而且有些情况下，我觉察到我不愿意提出任何建议：

> 治疗师：我发现一个难题。我感到你在等我给你一些事做。我猜想到时候你会为了我去做，而不是和你自己确认，自己是否愿意做或在这一刻对你来说是否恰当。既然这个治疗的目的是寻找你自己，这样就只会适得其反。我不知道怎么解决这个问题。

在这里，待在这个进退两难的困境中则为僵局。只有来访者真诚地从她的需要和愿望出发，这个僵局（或任何治疗性僵局）才能得到解决。每个格式塔实验都必须把对话中本就存在的僵局带到图形中来，这样它就可以服务于对话，而不是减损它。

简要概括一下，格式塔治疗本质上是对话式的，因为它所有的概念都是关系式的，自体状态本身也浮现于关系。对话式的格式塔治疗强调对接触的探索，但不一定是言语上的探索。在探索中，治疗师的回应有时被体验为具有支持性和确认性，有时具有挫败性或面质性，人们通常希望两者都有。实验是对话的一部分，它们在治疗师和来访者的关系中浮现，治疗师有责任在治疗的某个特定时刻，监控提出特定实验的相关意义。

实验的目的是邀请来访者超越习惯性的存在模式，去探索存在于世界的全新可能性。然后，即便来访者决定回到习惯性的功能运作，从现象学的角度来说这也已经有所不同了，因为这是带着觉察所做出的一个选择，而不是服从于多年前某个困境下的决定。

第十章
个体和团体治疗

这一章将讨论我和约翰·伯纳德·哈里斯所提出的基于场的团体及团体工作新范式，并讨论格式塔个人治疗和团体治疗各自的优势。我把个人治疗同时看成团体治疗，把来访者的生活环境也算进来。

这里讨论的基础是，我希望在格式塔治疗中采用一致的场取向，并且我认为我们不加鉴别地采用了一种更基于系统的个人和团体过程的理论，这对我们并不好。基于场取向的格式塔团体工作方法之有效性已经在我们的经验中得到了证实。如果格式塔治疗是对来访者与其环境相关的自体实现过程的一种探索，那么有充分的理由让环境在体验上尽可能丰富，并且，尽量在治疗上接近来访者的日常环境，因而团体治疗比个人治疗更有潜在优势，但这取决于团体进行的方式是否与场的价值观一致。然而在个人主义时期，一些格式塔治疗师完全放弃了团体治疗，或将其局限在培训情境中。后面我会多说一些团体工作的实践。首先我要介绍一下我的团体工作理论方法。

团体工作理论的新范式

在对团体和团体工作感兴趣的那个时期，我与许多理论背景不同且技术娴熟的团体治疗师讨论和学习过。通常对话都是以令人困惑的相互不理解结束。

对我（以及我的合伙治疗师约翰·伯纳德·哈里斯）来说，越来越清晰的是在这些不同的技术背后，有些更基础的东西：对于什么是团体，还有"在一个团体中"意味着什么，理解是不同的。我相信在库恩（Kuhn，1970）的意义上，我们在以两个不同的范式进行工作。这意味着不仅我们的假设不同，而且具有意义的问题也不同，我们都在使用的词汇（"团体""成员""在内""在外""团体过程"）意味着不同的事情。

我所理解的一般团体范式背后的假设是：

· 身体上的待在一起构成一个团体；

· 当人们的排列方式使得每个人都能够见证任何的互动时（所以大家围成圆圈，当组比较大的时候围成同心圆），团体更多地成为团体；

· 当人们有一种"团体感"时，团体更多地成为团体；

· 当人们彼此承认作为成员的身份时，团体更多地成为团体；

· 团体的"基本假定"是明确的学习意图，而不是依赖于团体性格特征/拓扑结构。

所以，这个范式中有意义的问题是："谁在里/在外""为了团体感的最大化，如何进行排列？""一群人在什么时候成为团体，或什么时候不再是团体？"

从许多角度来看，这种范式是大多团体思想的基础：团体分析、社会心理学/训练团体（T-group）、格式塔和其他治疗团体工作方法。

不同的范式

我越来越觉察到我所理解的团体方式背后的假定，这些假定构成了一个基于沟通的不同范式的基础。在这个范式中，团体过程发生在任何意识到相互沟通可能性的人的聚集之间。所以任何这样的聚集对我来说都是团体。

不管团体中的人们是否交流，谁把自己当成内部人，谁当成外部人，以及"内部人"和"外部人"如何相互影响，如今这些都是团体过程的一部分。

发生什么或没发生什么都被看作与团体过程有关，其意义是受场影响的，而不是绝对的。

从形成的第一分钟开始，团体就有其独特的过程，虽然它会变得复杂，且随着团体的生命而变化。团体非常"敏感地依赖于最初条件"（Gleick，1987）：定义它们的沟通可能性，它们所占用的地理空间（一个或多个），它们在多大程度上为任务、共同称呼、作为团体的自体定义所定义，它们的神话，谁被视为领导或被领导，成员的心智情况，促成亚团体的发展过程，以及文化环境。

这样定义的团体，某种程度上永不终结，另一种意义上又一直在终结。不过,当成员离开或加入(不过这是由团体定义的),或成员们承认团体结束了时,将有重要的终结点。

这个广泛得多的团体定义有何优势呢?当我们带着具体任务或目标研究小团体,并约定好开始和结束时,那个普通的范式可以行得通(在我以下讨论的限制内)。这个广泛的定义可能产生无趣的团体,比如大的、连接松散的聚群集合,所有的沟通都有可能。不过,大多数我们接触和涉及的真实世界的集群,是在这两个极端中移动。举一个相当极端的例子,比如曼彻斯特电话簿上列出的人。在我的定义中这是一个团体,但通常不怎么吸引人。但是,如果电话费忽然上涨了,这个团体的过程就会变得非常有意思:哪个亚团体抗议,哪个更换电话运营商,谁给谁打电话变少了,等等。

举个自然一点的例子,我们可以看看一个小治疗团体,以及在这个新范式中更容易解决的问题。在每次会面之间治疗团体的过程是什么?人们来到治疗团体时过程是什么?在人们到来的间隙中发生了什么变化?可能是倒了杯水然后聚在一起,而在这些变化与团体正式"开始"之间的时间界线上发生了什么过程?同样,一次团体"结束"的时候(包括在治疗室中和离开的时候)发生了什么?对我来说,这都是团体过程的一部分——而且,就"学习迁移"而言,观察是至关重要的。

再举另一个例子,我们能来说说工业化大企业的团体过程吗?这里的部分团体过程是:(1)大家都不一起碰面;(2)团体首先是任务导向,团体的不同部分看待任务很可能有所不同;(3)团体是正式按等级划分的,其中很可能有许多隐藏且有势力的亚团体群;(4)成员会不断变化;(5)团体过程受到个人(特别是管理层,但同时也有工会和研发部门)、亚团体(有自己的流程，而这可能会增强较大流程或与之冲突）和环境因素的影响（经济状况、竞争对手、产品销量、原材料成本），影响程度大致相等。

或者以英国人口这个团体为例。我们无法聚在一起相见。此团体的格式塔主要是基于各个亚团体的：政府、压力集团、媒体、教育系统、种族和宗教团体、警察和法律机构。有意思的是在这个团体中跟踪这些过程。

注意，在这个范式上，一个人同时是大量不同团体的一员。可能有的团体他们并不想与之关联。很多情况下，人们不希望或不期待与之关联将成为定义该团体的一个重要部分，不管是高级俱乐部还是对抗性政治集团。这个不愿意与其关联的愿望将成为团体动力的一部分。换种说法：我们可以使用自体的语言。我们可以说，通过疏离那些"他者"或在团体之外的部分，以及认同团体以内的部分，团体在关系中实现了团体自体。因此，团体的边界就是认同和疏离的不断创造，而不是确定的"皮肤"。

大团体方法论的应用

以上两个范式的模型有所不同。第一个范式的"图像"是个圆圈（常规的小治疗团体结构，或朋友们围坐桌旁）。第二个范式的"图像"（我提出的这种）为"街区"。这种方式（由史蒂夫·波特［Steve Potter］提出，在英国为团体关系培训协会［Group Relations Training Association］所采纳）为约定好的目标规定了时间和物理空间（可能不止一个房间）。在这个时间和空间内，人们可聚在一起或不聚，移动或不动，加入或离开团体（或在团体中聆听）。圆圈是一种可能的设置，但毫无接触的和大部分介于两者之间的结构也是如此。

在圆圈中，"团体性"的实质是聚在一起、透明性（大家可听到每个人说的话）、每个人都有说话的可能（圆圈是平等的结构）。为实现这一目标而放弃的是运动（虽然运动可作为团体练习带进来，练习结束后人们回到圆圈中）。以这个视角，"街区"范式放弃的是透明性、亲近感、在某个地方共同会面的团体整体感，通常某一时间只有一人说话（对整个团体）。

"街区"中，"团体性"的实质是其设置，以及接触、沟通和运动的可能性，还有实现或不实现这些可能性的过程。为实现这一目标而放弃的是圆圈的具体性，是任何关于"好团体就是这样运作"的绝对化观点。以这个视角，圆圈放弃的是运动、现实世界中团体的普遍性，以及格式塔视角中尤为重要的现象学方法。在抑制一个团体设置时，其运动的可能性和可质询的问题受到了限制和改变。即使在小治疗团体中也是这样（团体成员的精力通常在座位上耗尽了），在大团体中就更是如此。

也许亚历山大技术（Alexander Technique）和费尔登克赖斯方法（Feldenkrais Method）这两种不同的取向是个很好的类比。二者都对姿势、平衡、最佳动作进行工作，但方式不尽相同。亚历山大技术对我们应该如何站、动、坐有一个图像，然后老师教我们这些。简单明了。但对我来说，那些使用亚历山大技术的人看起来有点像机器人，因为他们不断地核对姿势。他们学习了一个有用的内摄，以及一种自我中心。更严重的是，亚历山大技术预设了一种特定的教科书式的身体。然而真实的人是有缺陷的，比如一条腿比另一条腿短，或者某些部分的肌肉组织因为各种生理或心理过程而紧绷。亚历山大技术对这些人不太了解。费尔登克赖斯没有一个对人类而言最好的姿势图像，而是假定，通过在运动时觉察我们借以运动的肌肉和机械过程，我们能够找到个体最适应的重力方向及自己身体的可能性。不出读者所料，我当然认为，比起亚历山大技术，费尔登克赖斯方法与格式塔理论更加匹配。

边界

对此，这两种团体取向也有不同答案。另一个问题：团体边界的基本特征是什么？

"圆圈"团体中，首先（甚至唯一）重要的是内外边界。这个边界相当牢固，至少带有对时间和空间的尊重，通常（尤其是小团体）严格尊重成员资格和座位安排。重要的考虑因素是安全和信任，假定它们依赖于这些边界，还有一些其他因素，如保密性等其他方面，都要稳固到位。

基于"街区"的治疗团体中，边界首先感兴趣的也许是内外边界；但也有可能是团体的内部边界，如亚团体之间、治疗师/促进者（facilatator）和来访者之间、团体进行时和非进行时之间或不同背景环境之间的边界。这里要强调的并非安全和信任，问题在于：我准备在这里做什么？为了多做一些，我要建立些什么？在这里真正的危险是什么（如果有的话）？我将哪些先入为主的想法带入情境，导致即使在安全情况下我也觉得很害怕？有些情况下，这也许意味着关闭外部边界，或是签署一些保密协定。在其他方面，这些可能都不需要。

针对带有稳固外部边界的封闭团体，实际存在的一个风险是这个（通常是虚假的）边界变成了对解散、无意义、孤独或混乱的恐惧的投射对象。我记得在一个团体情境中，我使用的意象是在一望无际的海上漂流。一段时间过后我的评论是，人们的漂流会以蚕食彼此而告终！强调安全对此是种强化，就像飞机处于平飞阶段而飞行员忽然广播说："没有理由惊慌。"我的反应也是一样。在埃里克森（Erickson，1980）看来，"建立安全"是一个"暗示指令"，是为了预期危险。

个体还是团体治疗？

我花了一段时间考虑这个问题，对一个人来说什么时候个体或团体心理治疗更合适。我既是个体治疗师也是团体治疗师，同时为治疗师做培训和督导，所以这个话题时常会出现。

首先从我的格式塔视角来说，我相信持续的团体治疗比个体治疗更有潜力。我相信这一点是基于格式塔关于什么是治疗的概念：共同探索来访者在世界上的存在，尤其是，来访者如何进行接触或回避接触，来访者允许自己觉察什么，哪些觉察被他封锁了。然后来访者可以利用治疗情境去实验新的接触方法和觉察区域。因此格式塔不是一种旨在"解决"某一特定问题的疗法，而是在与世界的关系中，探索改变并允许改变发生，而问题正是产生于这一关系。

那么从这个角度来看，团体就像个实验室，里面有不同类型的人，带着各自的视角、对待世界的方式，以及在世界中对自己的不同定位。在这个实验室中，来访者同时被支持和被挑战，并且在与团体的互动关系中，呈现出他们在生活中如何行事，以及如何限制自己的行动。

团体也避开了个体治疗中的一个难点，那就是治疗师的支持性会被来访者假定为不是自发的反应，而是治疗技术，是因为他们付钱了治疗师才这么说。我发现，那些来自团体中其他成员的反馈，通常比治疗师的反馈更容易让来访者即刻相信。某种程度上团体扮演了这个世界的代理人，一个朋辈小组，带有各种意见和看法，以及所有令人舒服或不舒服关系的可能。

而且团体还比私人个体治疗便宜！

我也承认在某些方面团体名声很坏。某些方式让团体产生极大的破坏性，或不是非常有用。以前甚至包括现在，还有些团体治疗师会利用团体去攻击那些向他们发出挑战的个体成员，以此来满足来访者所有被惩罚的期待。任何的治疗都得在支持和挑战之间实现良好的平衡，（比如说）某些团体成员对另一个成员感到愤怒，作为治疗师，我有责任确保这个接收愤怒的成员，在我这里或其他成员那里获得足够的支持，并和表达愤怒的团体成员们探索这个愤怒对象如何促进了他们的知觉。

团体中出现的另一个问题是，治疗师把团体本身看作她唯一的来访者。例如，与训练团体或会心团体（Encounter Group）的例子相比，我认为治疗团体中的每个成员都同时是治疗师的个体来访者，治疗师需要花时间去考虑并连接团体中每个人的治疗需要，以及团体作为一个整体时的需要。

我希望在这里提出来的另一个团体议题仍然是支持和挑战之间的平衡。在惊吓和不被支持的情况下人们学不到任何东西（除了更有效和不被注意）。在团体中，如果成员们处于防御不断受到挑战的氛围中，对恐惧的承认和按照自己节奏行事的需要得不到支持，那么人们常常会学着扮成好相处的样子，并把恐惧推到视线之外。

相反地，那种大家相亲相爱且每个人给予许多支持的团体，变成了"迷人圈子"，人们从"肮脏的真实世界"来到这里并被接纳。当然，被接纳的感觉在他们走出团体房间的那一刻就消失了。同时，这种文化下，必然没有人展示自己"肮脏的"一面，这就意味着所有接触都非常做作。只有一件事能从中发展出来：就像世界上的难民一样，融合并依赖于团体和治疗师。在这二者之间，有一个具有疗愈性的地方，那里真实的人，有喜好，有厌恶，也有判断，可以寻找新的与人接触的方式，这些方式能够迁移到外部世界去，并且不会让人觉得有很大不同。

为什么人们会接受个体治疗或是不参加团体？有很多原因。首要且最重要的是，他们可能是希望去的！但可能对团体情境的恐惧太大。他们可能觉得有一些东西在团体面前诉说太尴尬。也许他们以前在团体中有不好的体验。也许他们希望有一个完全属于自己的时间，因为生活中大多数时间都用来满足别人的需要了。所有这些都是接受个体治疗的好理由。我所说的团体优势都不是个体治疗工作不可逾越的障碍。

和团体相比，有些人需要治疗师能够或愿意给予更多一对一的时间。有些人需要很慢的工作，长时间都只是只言片语。这种情况下通常个体治疗能比团体治疗做得更好。

有些人无法很好地适应团体。他们可能给其他来访者带来危险：或是暴力，或是玩着他们的心智游戏（mind-games），或是对脆弱的团体成员表现出性意味。（我有个规则，即不允许团体成员之间发生性关系：移情问题用非常相似的方式掩盖了那些与治疗师的性关系，这些是有据可查的。）治疗师确实对团体成员有保护功能，如果有必要，包括不受其他实际或潜在团体成员的伤害。单独面对潜在来访者时，一些有问题的行为也会让治疗师变得不安全，有些则不会。

有些人最大化地混合使用个体和团体治疗。这存在一些潜在的问题。既参与团体又此治疗师进行个体治疗的来访者会把自己分裂成两部分，以便在团体中呈现一面，在个体治疗中呈现另一面。团体成员中会形成一种文化，争着和治疗师进行个体治疗，甚至到团体中几乎没什么有效工作的程度。然而，如果治疗师和来访者双方都意识到这些陷阱，它们本身就是富有成效的探索领域：与在团体中展现这一面相关的恐惧是什么？这种与团体连接过程中产生的分裂，在来访者的非治疗世界里具有什么意义？来访者如何在团体中展示自己的另一面？团体输出诸多能量到个体治疗中是在回避什么？

格式塔治疗在团体中的实践

格式塔团体会发生什么？难以列出任何的清单，因为这种团体的一个重要性质（带有其特定的安全和伦理界线）就是任何事情都可能发生。和个体治疗一样，它的目标是探索团体成员接触和回避的模式、有选择性和无选择性区域、觉察和盲区。

我发现自己的团体工作在以下三种方式间移动。

1. 探索团体成员之间的互动

简来到团体中时，亚伦是如何反应的，反之如何？他们相互吸引，还是产生了冲突，抑或对彼此并不感兴趣？互动中他们分别扮演哪个部分，投射到对方身上的是什么？重要的是我们并不只是一个"会心团体"：皮尔斯经常这样评论，在这种团体中人们主要和自己的投射相遇，当他们对之感到生气时，会以为是在生别人的气。所以我的团体——当然个体治疗也一样——中的头条原则就是，治疗是让过程**慢下来**，让每个人都对自己的行为和动机负责。恰当的问题可能是："你追寻这个的兴趣点是什么?""你希望在对亚伦的愤怒中获得什么?"

另一个探索互动的可能是邀请一个成员扮演另一个，进行承认这些投射的实验，甚至让两个团体成员互相扮演对方来促进相遇。其他团体成员和治疗师可以给出对这个交锋的反馈。我们需要在心里记得，目的是探索每个成员在团体情境下的自体实现过程。

示例

> 亚伦：（对简）当你说话的时候，我感到自己很气愤。你看起来需要帮助，但是从来不说你的需要。
>
> 彼得：你想在简那里获得什么，亚伦? 我明白你的话，听起来你的愤怒中还有一些其他的东西。
>
> 亚伦：（想了一会儿）我感觉在你看起来有需要的时候我必须帮助你，然后呢，当我不知道你想在我这里获得什么时，我想象你在对我生气，因为我没能给你想要的。然后我就感到气愤。
>
> 彼得：你的体验是什么? 在亚伦的想象里，你觉得有些是对的吗?
>
> 简：是的，当我完全陷入自己之中时，我希望有人能注意到，并把我拉出来。

接下来我们可以去探索亚伦想为简把"一切都准备好"的强

烈愿望。如果让亚伦说"我不知道该如何帮助你",那会发生什么（对双方来说）？如果简的行为是种"花招",是在用大声后撤来获得关注,那会怎么样？

2. 一个团体成员和治疗师的工作

皮尔斯喜欢这样的团体工作风格:和一个坐在"热椅子"上的人进行工作,其他人注意自己的反应,之后对自己的体验做出反馈。我认为格式塔团体工作有远比这个更多的可能性,但是重要的是,也不要放弃这个可能性。某些情境下,和个体成员进行工作对个体和团体都大有裨益。某个团体成员从其他成员中孤立了自己,也许需要治疗师的调解功能才可以冒险去与其他人接触;或者他需要治疗师带来的关注强度;或者他处于某种脆弱状况,只有治疗师才具有技术来提供合适的接触;或者他预设了一种团体成员会拒绝他的情境。个体也许演出了一个对整个团体有意义的主题,通过个体的工作来对团体进行探索。

示例

> 吉尔:（眼神涣散,沉默。）
>
> 彼得:在你那儿发生了什么,吉尔？
>
> 吉尔:（还是向下看）我害怕。我觉得人们不希望我待在团体里。
>
> 彼得:有什么特别的东西让我们不希望你待在团体里？
>
> 吉尔:其他人彼此都是朋友,他们一起聊天,没有人跟我说话。
>
> 彼得:你知道有可能是什么让这个情况发生的吗？
>
> 吉尔:我不知道……我不太看别人。

我们可以探索吉尔如何和别人保持一段距离，并一直以来都假设是别人对她保持距离。然后，吉尔可能感觉到当她靠近一点时，她会感到害怕，或许也会冒险尝试接触。团体可能也会面对其融入或排斥的模式。

3. 探索团体过程

我的同事约翰·哈里斯曾指出（Philippson & Harris，1992），严格遵守"格式塔规则"，比如把以"我们"起始的陈述变成"我"或"你"的陈述，那么"整个团体过程，即把团体作为一个整体而关注，就会被忽略或是扭曲"。它要么变成一个伪装为"我"的陈述——一个投射——要么变成一个隐蔽的"你"的句子，避免指名道姓。

巧妙的问题是如何坚持这些"我"和"你"陈述的重要性，并仍然承认团体的"整体性"大于成员的总和。团体有其规则、规范、文化、回应挑战的方式、应对困难的方式及庆祝的方式。这是场的一个重要部分，个体在其中呈现自己。通过允许对团体的功能运作进行探索，我们可以为挑战这一点的成员敞开大门，并掌握他们对团体的期望。

作为团体治疗的个体治疗

当然，人类有机体/环境不只符合自然法则，还有其社会性。所以在任何人类研究，比如人类生物学、心理学或心理治疗中，我们都必然谈到社会文化、动物及物理因素互动的场。这本书中我们的取向是"整合"，这意味着我们试图详尽地考虑社会-动物-物理场中发生的每一个问题。例如，从这个角度来看，就不能认为历史和文化因素改变了相对简单的生物物理情境的条件，而是要看到它们内在于任何问题呈现给我们的方式。(PHG)

我要提出的观念是：**所有的个体治疗也都是团体治疗。**

如果我和个体来访者坐在一起，来访者呈现的不只是他自己，还有他互动的整个场：

- 家庭（父母、爱人、孩子）
- 社区（邻居、工作、朋友）
- 文化（家庭、邻里关系、国家、世界）

来访者在治疗中成长，和环境的互动也随之改变（实际上，在格式塔术语中这两个说法是同义的）。个体镜像的变化会带来环境变化的镜映。个体的持续改变必然伴随其环境中的变化。这些环境的变化发生在以下五种方式之中（我以家庭环境为例，但这也发生在工作环境或社区之中）。1. 环境拒绝个体，大致和以前一样。家庭也许会通过重置角色来替代个体功能，比如将其变成"问题""生病的人"，或"照顾我们的人"。有时候，和"替罪羊"保持一段距离足以让家庭维系其正常事务。2. 通过混合恭维（关于"你过去如何"）和威胁（"你会感到歉疚"），环境再次诱导个体回到原来的生活方式。这种情况下治疗师会听到来访者说"在理论上所有这些疗法都挺好，但没法应用到现实生活中"。3. 个体来访者结束一次治疗后，以表达感受的名义把贮存的愤怒发泄到他人身上（如父母、孩子、老板）。这会带来家庭的拒斥，或工作上的问题，乃至对孩童的虐待行为。如果来访者在家庭中的角色是"有问题的人"，那么这样的反应会强化这个角色。4. 环境也会改变，来适应个体的变化。这会非常美好且自发地发生，那些曾经难以承受的人际问题似乎消失了：父母开始对长大了的子女表达爱；孩子不在行为上"寻求关注"，因为他们知道不管怎样，自己都会获得越来越多的关注；工作团队开始平稳运行，之前的分歧看起来不那么重要了。5. 有时候个体来访者和她的环境达成和解。比如，一个25岁的"孩子"从父母家搬出来独立生活。她和父母保持联系，但选择接受其中的部分教养方式（偶尔被看成孩子、接受她的父母把精力放在他们两人间的冲突上，而不再是父母和她的关系上）。她通过现实评估来选择她目前可以得到什么样的关系，这比完全没有关系好。

如果个体治疗没有考虑整个环境，很可能出现更具破坏性的互动关系：比如，个体被那些他曾经最亲近的人拒绝（或他拒绝）；或个体发现自己退回到过去那种更舒服的模式中，去满足他人期待。不管哪种情况，治疗师都割裂了个体/环境的场，这很可能会反映在来访者自己的过程中。

那么，进行个体治疗时，有哪些与整个场工作的方式呢？

就像我上面讨论的，个体工作确实难以避免地影响个体的环境。有时候单纯是个体决定开始治疗这件事，就会让环境泛起涟漪！人们感觉自己将处于监督之下，会产生找寻灵魂、内疚这样的反应，有时候去改变的这个决定，就会带来困境。

通常来说，"跟踪"来访者周围环境场的过程，核实其他人对来访者的过程如何反应，来访者如何回应他们的反应，这都是有帮助的。这通常会成为治疗的一个重要部分，来访者承担风险，以不同方式和父母、同伴、孩子、朋友、同事、权威人物进行接触——进而他们学习以不同的方式对待来访者。

除了对这些互动进行讨论或角色扮演，为家庭或情境做"雕塑"（sculpt）也非常有意思。在团体中可以做心理剧。在个体治疗中可以以绘画、和靠垫对话或其他方式进行雕塑。我会用扑克——让来访者选择一张分别代表每个家庭成员（这个"家庭"被认为是松散的）。来访者就这样用卡片为家庭做雕塑。使用扑克的美妙之处在于有多种方式去表达相似性、差异性、对比和定位。有花色，颜色，数字，人头牌、J、Q、K 的性别，放置一旁还是叠在上方。比如哪位家庭成员和来访者花色相同？通常家庭会落入两种花色——妈妈的花色和爸爸的花色。有谁在来访者和另一个人"中间"吗？为什么妈妈是 K（国王），而爸爸是 Q（皇后）呢？

通过这样一种或多种方法的结合，个体来访者会受到鼓舞，愿意去看自己和环境的关系。

有时候我会提议个体来访者和家庭成员或伴侣（或曾经的恋人）一起治疗。

这种情境下，我不认为"我首先对谁忠诚？"是个艰难的话题。我坚定地认为在这样的治疗中，对个体来访者的忠诚和对其环境的忠诚是同义的。这很适合格式塔的关注：我不是试图修复来访者的情境（可能会以其他人为代价）；我带着觉察，在我和来访者的接触边界及来访者和她环境的接触边界上工作。我相信这会为来访者和她的环境提供最佳的自体调节。

与不同的人如伴侣、家庭或一群朋友工作时，陷入保密困境可能具有破坏性。我知道约翰和詹妮有外遇，同时对他的妻子简表现得很嫉妒。而简也出轨了……这不只发生在肥皂剧里！我的行事准则是，我会开放地看待丈夫、妻子、恋人、父母、孩子，不管他们和来访者一起还是（如经双方同意）分开——但我不保证会保密。我也不会向一个人八卦另一个人的事。围绕这条准则进行问题探索，这本身就足以解开一个因保守秘密而僵住的局面。这种工作方式从来没有给我带来过麻烦，因为我终止对保密性的保证——这个问题再次回到来访者和他的环境中去解决。的确有相当多的人做出了选择：从前的恋人、父母和成年子女、冲突中的人。

我们可以用空垫子把其他人带到治疗情境中，让来访者探索和他人连接的不同方式，以及她对他人反应的想象（混合着她自己的恐惧！）。再次强调一点：这样做并不是"尝试新事物"的行为式工具。

当我们这样做的时候，我不仅再次了解个体和坐在垫子上的人，而且去感受这个家庭（或其他关系）里出现的*互动类型*。是否有很多辩护、罪恶感、能量或能量缺失？它和社区是隔离的吗？期望是成功还是失败？一般来说，这个层面的重要性至少和个体层面持平。在这之后，来访者不只是探索与个体连接的新方式，还代表着家庭，去探索这个家庭存在于世的新方式。

我希望来访者去和他们对之感到愤怒的人说清楚，并澄清现在没有满足的要求或需要是什么。我向来访者解释愤怒是一种接触情绪，目的是改善接触。对于很多孩子来说，存在一个进退两难的困境，那就是当他们向父母表达愤怒时，结局不是更具接触性的关系，而是父母后撤，并谴责他们"不好"。在这之后，当孩子想要理清与妈妈、爸爸关系的头绪，首先跳出来的感觉是巨大的恐惧，他们害怕愤怒会破坏这个关系。也许这部分是真的！有些家长仍然无法接受孩子对他们表达愤怒，压抑了三十年的愤怒更是如此。

我鼓励来访者和他们周围的人协商新的关系，尤其是和父母、恋人还有孩子。可能无法达成一种关系，但我认为来访者为了他们的重要关系而做出妥协是合理的，除非这个关系要求他们放弃大部分的自体。他们有机会在治疗中向我展示全部感受，并且通常会移情地表达他们对我的愤怒。

吉尔·博伊恩（Gil Boyne）是一位催眠治疗师，也曾参加弗里茨·皮尔斯的培训，他把这与"格式塔祈祷文"联系了起来。他强调这一句："你在这个世界上不是为了满足我的期待。"这意味着让你和父母都脱离困境，而不是在改变自己之前等着他们去改变。博伊恩优美地重写了"格式塔祈祷文"的最后两行（工作坊报告，1989 年 1 月）：

> "如果我们作为充满爱的成人相遇，那将美妙至极；
> 如果没有，我也会接受，因为生活如是。"

我尽可能在治疗和外部世界之间实现差别最小化。这是我喜欢团体治疗多于和个体工作的一个原因。不过，就算是个体治疗也有许多选择可做。我避免过分强调本身就是"问题"的保密、安全和保护，而是希望来访者弄清楚其个人的需要和愿望是什么。什么危险让你需要保护？我可以提供什么样的保护？你讲述自己的时候谁会比较重要？你是在用保护的话题来间接地让我确认你的无助吗？我以直接、关心但不会过度保护的态度面质来访者，让其看到自己如何搅乱了和我、和他人的关系。同时我会告诉他，他不会因为面质而受伤，而且我也不会伤害他，这倒不是出于治疗性选择，我何必这么做呢？如果我是温柔的，不是因为我有"保护者"的内摄，而是因为我无法从伤害别人那里获得快乐。

这条路能走多远

这个取向存在的唯一局限是：此时此地我和来访者有哪些联结全然在场？多大程度上我可以提出"我在这个国家、世界、宇宙……的位置是什么？"，而不是听起来像个二流的神秘主义者？不管我们在哪个层面上探索，都必须连接来访者（和我）的自身体验。

我会举些例子。

1. 玛莎（Martha）在处理孩童时期受到虐待和忽略的工作。她开始觉察到愤怒并对父母表达。在这之后：

> 玛莎：他们不是都坏，你知道的。
>
> 彼得：跟我说说他们。
>
> 玛莎：我妈妈的父母充满暴力，而且很疏离。她妈妈总是在生气。我爸爸的妈妈很强势，她在身旁时我爸爸从不会为自己说话。他和我妈妈在一起时也是这样。
>
> 彼得：虐待行为通常就是这样遗留了下来。我们一起工作，驱除恶魔，但这个恶魔不叫妈妈或爸爸。这个恶魔会在代际传递，直到有人说："不要再追究了。"你的愤怒代表所有受困于这个恶魔的人。

下一次治疗：

玛莎：我和妈妈聊过了，谈了我们讨论的恶魔还有其他的，她讲了关于她祖父母的事。我们变得比之前这些年亲近了。

2. 吉姆（Jim）在做承认自己是同性恋的工作。

吉姆：但如果我公开我是同性恋，别人是不会接受我的。

彼得：有时确实会这样。

我们继续讨论反对同性恋的偏见，对艾滋病的恐惧，同性恋者如何在性取向不被认同的时候仍然接纳自己，其他文化如古希腊、美国印第安文化中的同性话题，以及其他积极的同性恋意向。

彼得：你是有选择的。准备公开地成为同性恋者并不意味着你见别人的第一句话就说这个。就像表达自己的政治观点，你可能愿意公开，这是一个选择。

吉姆：我猜我以前就是全有或全无的想法。忽然想起来，我甚至都不知道你是同性恋还是异性恋。

彼得：如果你想知道我可以告诉你。

吉姆：我知道这对我来说并不真的重要。

3. 凯伦（Karen）觉得自己抑郁了。

凯伦：我觉得非常渺小且微不足道。

彼得：有一个很大且重要的宇宙在外面，然后还有你。

凯伦：没有我，所有事都会正常运行。可能我不在这里也是一样的。

彼得：你是宇宙开创之初被遗留下来的小螺丝钉。

凯伦：是的，我在家庭中可有可无，我比哥哥小 10 岁。没人真的有时间陪我。

彼得：他们不希望你在身边。宇宙其他部分也不希望你存在？

凯伦：是的，他们不希望……好吧，我猜我没有给他们什么机会。

彼得：所以小螺丝钉对宇宙说"离远点"！

凯伦：（笑）差不多是这意思！

4. 菲尔（Phil）担心他 8 岁的儿子马克（Mark）。

菲尔：他跟我说"我恨你"，然后就跑了。我不知道我做了什么，我并没有发火或是什么。

彼得：当他这样说的时候你感觉到了什么？

菲尔：生气，伤心。

彼得：你做了什么或是跟他说了什么？

菲尔：没什么。他想要独自待着。

彼得：你来扮演马克。

菲尔（马克）：我恨你，爸爸。走开。

彼得：马克，当你这样说的时候，你感觉到了什么。

菲尔（马克）：生气，伤心，孤单。

彼得：你想从爸爸那里获得什么？

菲尔（马克）：我不知道，我希望他让我自己安静地待着。

彼得：但你很孤单。如果反过来，他靠近你一些的话，会发生什么？

菲尔（马克）：我感到害怕。也许他会打我。

彼得：那是你想要的吗？

菲尔（马克）：唔，也许我活该。

彼得：因为……

菲尔（马克）：因为我说了我恨他。

彼得：还有其他原因吗？

菲尔（马克）：因为我把他推开，还让他生气。

彼得：所以你推开他，否则他也许会因为你推开他而打你……如果他拥抱你呢？

菲尔（马克）：我会哭。我会生他的气，他把我弄哭了。

彼得：那么，菲尔，你怎么想？

菲尔：我觉得我需要抱抱他。

彼得：他会感到害怕，生气和挣扎。

菲尔：是的，不过我们会从某个地方开始的！

下一次治疗：

菲尔：这只小老虎真的在反抗，但是我们以拥抱告终，我们都哭了。他妈妈认为我之前太严酷了，但我还是那样，而马克说:"妈妈,没事的。"

彼得:马克得到了他以前害怕获得的东西⋯⋯现在扮演妈妈!

(如今冲突转向了父母之间的关系。我们要在治疗中与所有这些转变工作,而不是在冲突周围打转。我可能会和整个家庭进行一次治疗,或是与菲尔和他的妻子,也许只和菲尔。不管哪种方式,我都是在和整个家庭工作。)

伦理上,我为之负责的不只是和我进行治疗的个体,还有治疗的整个场。我的目标不是把问题变换来变换去,而是促进探索和改变环境中的所有层面,获得更多的接触和灵活性。

也许这看起来有些浮夸,而且我们环境中的某些部分没那么开放,不太愿意改变,但我的体验是,采用这个方法,改变确实会在出人意料的地方发生。

从伦理上讲,与我所说的试图操纵环境的行为区别开来也是很重要的。治疗是一种契约承诺。我的来访者就是我的来访者。但重要的是要记住,环境是受影响的,我们不能就此否认自己的回应-能力(或是它的反馈对我们的来访者的影响)。格式塔治疗很适合这种理解,强调人处于环境之中,避免为来访者提供已经准备好的答案。我们所做的是帮助来访者——并通过来访者帮助他或她的环境——提出问题,这些问题可以带来对他们如何互动的更完整的觉察。

结论

从格式塔的场视角去看待团体，我们可以将其视为丰富的圆形剧场，围绕自体形成——同时包括个体成员的自体及团体的自体——进行探索和实验。我们看到个体及其环境场是不可分割的，因此所有的个体治疗都可以从团体治疗的视角看待。

下一章，我会把这个方法应用到特殊的团体中：伴侣和家庭。

第十一章
伴侣和家庭

治疗师经常与之工作的一个特殊团体是家庭，从一对彼此承诺的恋人（结婚、没结婚、同居）到有子女和祖父母的大家庭。这类工作最常见的取向是发现和改变家庭成员或伴侣之间的系统性互动。各种不同的格式塔治疗师引入并同化了这些取向，参见：辛克（Zinker，1994），或者亨特·博蒙特对海灵格（Hellinger）"爱的序位"（Order of Love）方法的同化。

在此我的目标是讨论我用格式塔的场取向与伴侣及家庭工作的体验，这和前文方法一脉相承。当然，有些假定对系统论和场取向来说都很常见。场取向中我的假定如下。

1. 除非把人与其当下的重要环境相关联（包括对个体具有重要意义的关系），否则不可能充分地理解任何个体（包括治疗师）。

2. 改变的悖论。改变伴侣或家庭的行为不是我的目标。这样做的话，我就相信了他们的行为失控感，以及局外人为他们承担改变的需要。我更愿意设定的目标是去探索：那是什么；什么过程支持了伴侣或家庭这些可见的行为；谁对他们的行为负责；如果他们愿意，谁可以改变它。

3. 在治疗情境中，治疗师也是这个家庭场的一个重要组成部分。比如辛克认为，对于这个家庭来说，治疗师不只是一位外部顾问，还是在治疗室内发生的所有互动关系的内在部分。更进一步，治疗师观察的不是"这个家庭"，而是有治疗师在场时这个家庭如何展现自己。

4. 我的作用不是达成任何结果，而是与伴侣或家庭一起，对他们的关系进行探索。我的取向是现象学的，尽可能与显而易见的现象待在一起，而不是解读。我尤其要觉察的是，对于伴侣和家庭的任何解读都可能是错误的，因为他们发展了自己的交流方式，而这种方式通常不具有一般意义。同样，接着以上第三点所说的，我的解读将以这个家庭如何在我面前展现自己为基础，没必要考虑它在别处是如何做的。

5. 虽然我不会为家庭或伴侣待在一起而辩护，或是把他们分开，但我重视承诺：不要一有困难的迹象就切断关系。

以下我会分别展开来讲。我把伴侣关系也一起称为"家庭"，除非另有陈述。

家庭中的自体实现

格式塔场的基本定位是：自体状态由认同和疏离的自我功能维持。我在与他人的关系中设定自己。因此，家庭关系（不管是原生家庭还是成年后组成的家庭）可以用这些功能的操作来表征。我如何通过认同家庭来设定自己：价值观、承诺、做事的方式、态度？我如何通过疏离其他家庭成员设定自己：分歧、隔离、冲突之处？这些认同和疏离也会整合到我的人格功能或自体概念中。

　　重要的是理解家庭是通过这两种功能实现自体定位的重要资源。而且这个过程是相互的，因为其他家庭成员也在和我的连接中定位自体。在我们相互的自体和他者设定中，形成了我们所说的"家庭自体"，并实现了自身稳定的方式，或者叫内稳态。

家庭内稳态的格式塔观点

　　我之前谈过内稳态，以及格式塔理解它的独特方式。尤其在家庭系统治疗中，内稳态被视为，家庭如何保持一致、如何处于混乱。比如用帕拉佐利等人（Palazzoli et al, 1978）的话来说："精神分裂症的游戏和内稳态，实际上，是同义的……"在格式塔治疗中，内稳态被理解为创造性的伴生极，相互合作以适应不断变化的有机体/环境场。我们研究的内稳态不只在家庭中，也在整个场之中。

　　因此，我们不去探讨僵化的人以僵化的方式行事，而是研究流动、变化的场，个体和家庭自体在变化的场中浮现和稳定自己。然而，人们和家庭可能会对这一过程的流动性感到不知所措，尤其是如果他们在更广阔的场（或家庭故事是关于家庭之外的危险的）中有过痛苦的体验，并在任何情况下都要保持一个可预测和可生存的结构。现在看起来这更像是内稳态的系统观点了。正如它对个人神经质行为的观点所做的那样，格式塔所补充的是对这种可预测的脆弱性的理解，以及为了维持它，家庭必须时刻付出的努力。

　　神经质内稳态有其基本的脆弱性，那就是场的变动性，而家庭正是在场中存在和发展关系的。实际上由于家庭中治疗师的在场，场就已经发生了变化。可以让这个家庭模式维持下去的唯一方式，就是将治疗师引入家庭模式，或是离开治疗。因此，我可以问在个体治疗开始时间的所有问题，既问来访者也问我自己：他们对我的期待是什么，他们希望我如何看待和回应他们，他们的在场给我带来什么感觉，等等。我确保做到不与他们的模式融合，而是保持我的独立和选择。同时，我要呈现对这个家庭的承诺和接纳，否则他们就离开了。

如果我能够成为不与这个家庭的模式融合的他者，并看重他们，对他们的过程感兴趣，重视那些支持着这个过程的焦虑和期望，那么内稳态的创造性方面就能找到一个新的平衡，从而实现家庭的新自体。这是"改变的悖论"在家庭中的应用。

关键要注意这不是系统治疗师比如哈利（Haley，1971）和帕拉佐利等人（Palazzoli et al，1978）（米兰学派［Milan School］）的悖论。他们使用悖论是一种策略，或许可称为"给症状开方子"，借此，治疗师扮演起行为支持的角色，甚至夸大行为，让家庭进入发展新可能的相反角色。格式塔的悖论与操纵无关，而是从来访者（个体、伴侣、家庭、团体）所在之处开始，进而把所有权和选择性的功能带回来。

示例

我与朵拉（Dora）和吉姆（Jim）这对伴侣工作。

吉姆：（对朵拉）每次我下班回到家，你从来都不停下手上的事来跟我打招呼，我感觉不被欢迎，被人讨厌。

朵拉：你希望我立刻停下正在做的事。如果我没这样做，你就气呼呼地回到房间，不跟我说话。

彼得：然后你怎么做呢，朵拉？

朵拉：我就会说"这个人真是的"，然后继续做我的事。

彼得：让我最感兴趣的是，对方没空时，你们好像都会迅速做出反应。反应方式是生气地后撤。我猜这会让你们相处困难，除非你们同时想要相同的东西。

吉姆：唔，我只是觉得简单的欢迎不会伤害任何人。

彼得：我想知道你现在是不是对我感到恼火。

吉姆：嗯，坦白说是的。这就是一个简单的礼节，而你把这个弄得太复杂了。

彼得：我要坚持的是，这一切对你们俩来说，看起来可比一个简单的礼貌问题重要得多。不知怎的，听起来你们两人之间好像有什么重要的事情让吉姆回家的时刻成为一个不舒服的来源。而我也意识到你们两人都以一种很难讨论或妥协的方式在陈述这件事。

朵拉：哦，吉姆需要用他自己的方式，就这样。

彼得：另一方面，如果你愿意让他用自己的方式，你就完了！

　　我所做的是待在这对伴侣带来的主题中，而不是试图解决它。也许在朵拉或吉姆的个体治疗中，我会探索治疗刚开始时我和来访者是怎么坐在一起的，或者缺少欢迎对来访者意味着什么。在伴侣治疗中，我避免过多关注个体过程，更多地待在互动关系里。不同于我工作的其他治疗团体，在伴侣和家庭治疗中，我没有个体成员的治疗协议。我不同意"如果你改变一下，我们就会好的"这一套。关键在于让这些人找到一种以他们本来的样子与他人交流的方式。

在这里，吉姆和朵拉的争执看起来是关于如何定义这个情境的。他们试图拉我站队，去支持其中一方，我不会这样做。我更愿意让这个主题得到发展。当然，在和我的治疗开始时，可能会发生类似的事情。他们是为我留出空间，让我以自己的兴趣和愿望进入，还是继续他们正在做的事？

治疗师是过程的一部分

回顾以上朵拉和吉姆的对话，我们可以看到伴侣和治疗师的语境如何为所发生的事设定了场景。他们希望我做那种支持他们各自视角的治疗师，这样的话他们就可以相互抱怨。如果我真的支持了一方，或是通过我对其中一方的干预，看起来我看到了一个"独特的"错误，那么他们处理这种情况的固定方式就不会受到影响，治疗也会被抵消。如果我待在这个融合之外，宣告我的兴趣在于他们一起做的事，那么我的在场和我的兴趣这个现实就会创造一个伴侣要去面对的新情境。

我同样要记在心里的是人们所说的不一定是"真的"。通常一个人对另一个人的抱怨极其概括化，或者是对另一个人所作所为的解读，与另一个人所讲的自己的行为几乎没有相似之处。他们也许把我看作可以倾诉烦恼的人，这样他们就把自己的互动关系设定成棘手的烦恼。

然而，我的出发点是，不管什么推动着每个人，如果家庭行为一次次地把他们带向不喜欢的结果，而他们仍然继续这个行为而不是去寻找新的接触方法，那么一定有些值得探讨的东西在发生着。吉姆从他的原生家庭中预设了妻子对待丈夫的方式，他想在回家时立刻受到欢迎，但他的选择仍然是不和朵拉进行友好的讨论，而这只是为了避免回家时的不愉快。

现象学的重要性

比起其他任何类型的治疗，我为一个家庭的行为和表现所赋予的意义更有可能是不准确的。每个家庭都可被视为一个文化实体，有自己的习惯，甚至自己的语言。我必须尽可能地保持和观察到的东西，而不是我放在观察中的意义待在一起。系统治疗师对此的诠释很好（有时候比其格式塔模仿者更好）：

> 我们也受到了语言模式的制约，根据语言学，连接主语的谓语成为主语的固有性质，而实际上，它只是关系的一个函数。比如，如果病人显得很悲伤，那么我们得出结论，他很悲伤，然后努力去理解他为什么悲伤，请他并鼓励他跟我们说说他的悲伤……
>
> 比如，在丈夫和儿子激烈的争论中，罗西太太显得无聊且恍惚，由此断定她真的很无聊，讨论并试图找出这种无聊的原因，这样做是错误的。相反地，我们发现保持沉默，观察她的行为对团体中其他人包括我们自己产生的影响，则对她更富有成效。(Palazzoli et al, 1978)

这是一个非常重要的对家庭工作的考量（通常个体治疗也是这样）。我要再次指出，这个至关重要的补充"包括我们自己"。如果我能保持自己的扎根及现象学的悬搁，就有可能获得更有效的治疗。

示例

约翰、凯伦和他们 6 岁的儿子布鲁斯来到治疗室，主要因为他们儿子的"行为问题"，布鲁斯看起来很生气，对人做鬼脸，还吐舌头嘘别人。

> 凯伦：你看看我们都要忍受些什么！他真是个小恶魔。我们尝试了所有的方法，他就是停不下来。
>
> 约翰：应当好好地揍他一顿。等我回家逮着你。
>
> 我发现所有的连接都经由布鲁斯，他在那儿咧着嘴笑。这可能与父母对他的表情的反应方式有关，而与他的快乐无关。
>
> 彼得：好，布鲁斯，你得到了我的注意——然后呢？
>
> 布鲁斯看起来不太确定。约翰和凯伦看起来很吃惊。我沉默地看着布鲁斯，他看着我。
>
> 凯伦：快点，布鲁斯，跟他说说你为什么要添这么多麻烦。
>
> 约翰：有什么用，他就是一个小恐怖主义者。
>
> 彼得：我注意到的是，你们中任何一个人似乎都没有一段明确的时间，可以不被打断地说出自己想说的话。布鲁斯打断父母，父母打断布鲁斯。我在想，你们中是否有人可以先说一说你感觉怎么样，其他人就只是倾听。没有人要去打断：后面你有你自己的时间。
>
> 长时间的沉默！

在这个摘录中，我不是在还原论的前提下工作（他们这么做就是为了打断），我关注的是家庭的整体活动，而不是某个个体。我提出了一个实验，不管他们"做还是不做"都产生了效果。这个沉默本身是对一个新机会的一种新的反应。

要不要鼓励家庭/伴侣在一起

不同的伴侣和家庭治疗师从不同的视角看待这个问题。有些看重孩子对双方父母的需要，如果父母分开的话，孩子所承受的痛苦几乎比父母在一起时的任何冲突都要大。有些则认为："如果你不开心，那就换一换搭档。"我想以我对团体的理解，间接地看待这个问题。

回想前文定义的那种不要求人们见面的团体形式。也回想一下我写下的"某种程度上团体永不终止，另一种意义上又一直在终止"。从这个角度来看，伴侣或家庭是在朝向当前团体模式的终结工作，而且即使分开，他们仍然是一个家庭团体。实际上，分开的家庭很好地说明了这种理解团体的方式。这样家庭的团体过程通常也十分值得探索！我曾经和分手的伴侣工作，发现这个方法非常有用。

而且如果工作目的是增加选择性（恢复自我功能），那么对于家庭，很明显某种分离通常是可能性之一。如果我劝阻探索这个选择，则可能会增加关系中的某种叛逆性，这本身就可能造成某个家庭成员的离开。相反，关注过去发生的事情的结局，恰好会为允许新团体形成所需要，这甚至让伴侣或家庭能够待在一起。

在这里有两个例证：治疗团体中的一个成员宣称她要离开。我承认她可以自由离开，并带着我的良好祝愿。然后她说"这样的话我不用离开了"。另一例证来自一对分手不久的伴侣，来到治疗室和我一起探索他们目前所处的位置。工作过程中，他们重新开始了性关系，之后两相情愿地选择完全分开，意识到这不是他们现在所在的位置了。

承诺

基于以上的这些原因，我不会采取希望待在一起或希望分离（另一个视角来看不可避免地两者皆有）的立场。当然也不会让伴侣和家庭关系草草了事。你可以说我采取的立场"不太中立"。一方面，我不把自己放在权威的位置上，决定这对伴侣可以发生什么。另一方面，我觉察到关系中那个缄默且重要的第三方：双方对关系的承诺。

从文化上来讲，我们所处的时代并不那么珍视承诺的概念。弗里茨·皮尔斯谈到（Perls，1969）"即刻诱发者"（instant turner-onners）。环顾四周，好像到处都在强调快捷回复，对任何体系都缺少承诺，而且有种期待，希望人们短时间内就把注意力转移到下一个他们希望被关注的好点子上去。健康服务、教育、交通、工业和经济方面的新体系层出不穷。每发生一次，一整个工作团队就要重新竞聘或被解雇，或被调到新地方去。人们刚刚解决好了新组织的困难，就又被取代了。雇员们因为知道工作随时随地会消失，处于一种不安全感之中：类似的工作即使可能在下一轮轮转时再次出现，也轮不到他们了。

　　如果关系或企业中没有承诺，则通常面临着巨大的不安全感，如果任何的问题、不舒服或不赞同出现，大家马上就会问："这是结束吗？"放弃或屈服可以免掉解决这些问题的气力。就像在后面这个案例中，我可以表面上同意，这个时候看起来好像仍然处于关系之中，但这个关系已经不再是能满足我需要的那个了。

　　当我和这样的伴侣工作时，我提议他们制定一个保持待在一起的绝对承诺，比如时间为 6 个月。他们常常会发现这样做使关系改变了，之后问题变得容易解决起来，双方的需要都得到了满足。这并不意味着 6 个月后他们会再在一起：有的会，有的不会。但即使决定分开，他们也知道自己努力过先去真正地认识彼此。没有认真说过"你好"，不算真正地再见。

结论

　　这一章无法完全描述我对伴侣和家庭治疗的取向。我希望更多地展示格式塔场理论在此领域的有效应用。在这个模型里，如果我牢记"来访者"是关系而不是个体，牢记格外重要的现象学取向，而不是假设我理解家庭所展示的东西的意义，那么我与伴侣及家庭的工作方式，和与个体及团体的工作方式在本质上并没有差别。

第十二章
价值观和伦理的格式塔取向

格式塔治疗是在规则及道德受到质疑和遗弃的文化背景下发展的（20 世纪 60 年代后期和 20 世纪 70 年代早期的加利福尼亚时代），那时自由高于法律。弗里茨·皮尔斯和很多跟随他的人给了自己很多自由的许可，而这在精神病学和心理治疗界是很不受欢迎的。尤其是这些格式塔治疗师强调来访者与治疗师建立真实的关系，随之而来的结果便是弱化移情关系，通向一种意愿，即将治疗性关系发展成其他的东西：友谊，甚至性关系。在接触中，自发性受到极大的重视。

近来，许多格式塔治疗师希望在专业领域得到更多的认可，这通常意味着接受大量的伦理准则和行为方式，而不考虑个人对所坚持的价值观的所有权。对许多人来说，这些准则是种内摄，更多的是为了展现专业性，而不是加以同化。对于皮尔斯来说，这才是真正的不道德。

内摄和同化：规则与价值观

实际上，格式塔治疗确实提供了一个有效看待个人和职业伦理的基础。回想一下我们讲过的以下两者的区别：内摄、大块没消化的运作机制，以及存在的同化方式。后者中，我会"咀嚼"这个行为，有营养的归我所有，没营养的扔掉。在以下二者的对比中我们可以看到相同的区别：那些严格的、基于他人规则的人格功能，以及我拥有所有权来决定对谁的规则开放、在我愿意时可以进行更新的人格功能。

格式塔治疗还有所补充。在把"自体"理解为内部过程的哲学观中，立刻会出现反对的声音，认为这种只有自体选择的价值体系是"自私的"。我选择对我而言有营养的东西，而无视我的同伴或环境的需要。然而，格式塔治疗强调自体是个关系式过程，在我-有机体和环境的接触边界上产生，并且由两者维持。所以，我的环境的照顾是自体-照顾不可避免的一部分。

现在我去向另一极，通过夸大对环境的关心而限制了我的可能性。所以关键在于，我不认为格式塔治疗支持这个观点。格式塔的内稳态观点强调了把概念与创造力，以及一个人愿意接触性地冒险联系起来的重要性。试图僵化地保持所有的平衡，这个本身就是对平衡的破坏。依据格式塔的这个观点，一个人自我冒险的同时也要愿意冒环境带来的风险，当然也是接触式为之。

格式塔治疗的价值观

我认为上面所描绘的是一个微妙而平衡的价值观和个人伦理系统的基础。这个系统有它自己的"戒律"，现在我将说明这些戒律是什么。

1. 为自己负责

拥有你的行动、你的反应、你的选择、你在世界上的位置。不要表现得好像你只是他人、你的过去、你的基因和政治体系等的受害者。如果你屈服于不可抗力，那么你要意识到那是你的选择。注意：觉察是我对我的选择的所有权。

2. 知道自体在接触中成长

把自己封闭在幻想的世界中，你是不会成为你自己的。没有他者，自体就不复存在。如果不关心别人，你就不能好好地照顾自己。

3. 在与世界的创造性相遇中冒险

在崎岖不平的道路上，任何试图控制你自己或环境的尝试，都可能造成比你所试图避免的破坏更严重的后果。接受焦虑：其他选择只会更糟！

4. 诚实

不要创造一个不同于你的形象。如果你这么做，环境会滋养你的这个形象而不是你。如果要说谎，带着觉察和正直，而不是自我欺骗和玩世不恭。

5. 接受事情出了岔子

不要过度谨慎：有时候出岔子不会让事情终止。你所做的将愈发限制你的选择性，这样当事情真的出了差错时，你会发现很难渡过难关。

格式塔职业伦理

让我们把这些戒律和职业伦理联系起来。我就硬着头皮，用我们创始人弗里茨·皮尔斯的伦理立场来进行说明。我相信他是这些价值观的典范。在和他人的接触中他愿意冒险，接纳人们的爱和拒绝，以及温柔和愤怒（有时甚至是凶残）。他很诚实：重要的是要认识到，在与来访者发生性关系上，皮尔斯与其他治疗体系的很多人——如荣格和赖希——有所不同，并不是因为许多这样的关系发生在他身上，而是因为他公开了这一点。在这里，我不想抓着性伦理领域不放，但这向来是关于格式塔治疗的争论的起源，需要进行言说。

我认为皮尔斯可能在创造中对隐含的伦理失去了观察，他与"格式塔治疗师弗里茨·皮尔斯"融合了。换句话说，他掉入了许多心理治疗和灵性导师的陷阱中，他不再让自己以其他的方式和世界相处。最终他会见的人都是来访者、受训者、追随者或者食客。他要么独身，要么和他们发生性关系。在我看来他没有可以让他在同一水平上与人见面的其他爱好（不管是去舞会跳舞、下棋，还是像常人一样和不知道他是"那个弗里茨·皮尔斯"的人在当地酒吧里坐坐）。

我不会和来访者或受训者发生性关系，主要原因是他们只在某个特定语境下知道我，我不想去符合那种期望。关于后面这一点，我的意思不只是来访者把我投射成了父母或其他重要的人（虽然这是真的，但实际上对来访者产生性欲的感觉，比看得见的意义更深）。我的意思还有，当我和来访者在一起时，我在那里支持他们的需要并不是为了满足我的需要。而在私人关系中，我希望能达成双方的需要，有时对别人不感兴趣，对我也没有滋养，万不得已我还能结束这段关系。更进一步来说，来访者不会向我展示太多方面的行为：我基本不知道来访者喜欢什么音乐、食物或电影，而且对于他们喜欢如何享受生活，只有个大概的感觉。

我认为一段良好的治疗或培训关系和这类关系之间的联系很小，同时双方想要忘记的需要，会让之前的关系成为阻碍而非优势。在心理治疗领域之外，我有自己选择的密切且重要的关系，这是满足我自己需要的合适的地方。

所以，我把一般伦理规则改编成如下职业伦理。

1. 责任

我必须对发生在治疗室的事情负责。在所有发生的事情中，我都是一个负责任的合作伙伴，包括来访者的情况。这意味着我不仅仅是把发生的每件事都还给来访者，还对自己承认，并在适当的情况下对来访者承认，我是事件的一部分。在错过相遇时，愿意为我的部分道歉。

另一方面，我不会在治疗中放弃我的权力。即便是出于保护来访者的意愿我这样做了，也会致使来访者无法完全表达自己的责任。我既不用权力强迫来访者，也不在遇到不舒服的时候走掉。

我也必须把其生命的根本责任留给来访者。我不能让来访者把她的生命权或关系权交给我（除非是为了暂时避免严重伤害）。我不能要求来访者把我看成父母或把她自己作为孩子来与我连接。在我自己的生命中，我对我所造成的损害性错误负有责任，来访者也要有类似的责任，除非她明显地脱离了接触，以致不能承担责任，而这是非常罕见的。

2. 可供接触

我不能把我的存在隐藏在专业知识或技术后面，比如实验。如果其中任何一种方法可以帮助来访者走向新的边缘，那么他必须在边缘上找到我，以支持这种新颖性。

3. 愿意冒险

对治疗师来说，与来访者待在一个安全区域，并让双方相对舒适和不被挑战，这可以非常简单。最差的结果是治疗停滞。最好的结果则是来访者获得确认，但这很容易被来访者对下一个批评性评论的重视所抵消。为了从融合的电车轨道移动到可以更加充分地表达自己、具有自主权的人类互动轨道上来，我要随时准备好去冒险。

4. 诚实

我不能为了自己的舒适或来访者的"为了他们自己好"，而欺骗自己。如果我和来访者卡住了，或因为某些方面的相处有些尴尬，那么我需要找个合适的方式去面对，通常是和来访者，有时候是和我自己。尤其需要情感上的诚实，不是用"温暖"或慈爱的光环把自己包围，而是在这个特定的时间段，对我自己及这个特定来访者的真实感受（或缺少感受）敞开。

我也不能制定诚实守则或训练诚实技能，然后把所有感觉都在感受到的那一刻说出来。我要尽量如实地觉察我的感受，并分享那些会推动治疗的部分，如那些来访者可以咀嚼和消化的东西。

5. 接受事情出错

我必须对自己宽容，进而愿意质疑并扩展我的能力。我要避免做一个"完美的治疗师"，或者把别人理想化为完美的治疗师或培训师。因此我知道我偶尔达不到所有这些"必须"，包括这一个。我要注意自己不足的那些区域，并在工作中足够兴奋，愿意去提升它们。只有这种兴奋如穿针引线一般贯穿我的工作，我才有可能成为一位有效的格式塔治疗师，不过当然，也不用一直去感受它。

我相信，对于格式塔治疗师来说，这些伦理规则既是必要的，也是充分的。它们可以扩展为更正式的语言，但任何扩展都会削弱格式塔治疗的存在主义核心。

第十三章
结束

　　既然我们在一起是开放、脆弱的，那么可以结束了。老问题又会再现。没有你我能活下去吗？会不会受伤？我被利用了吗？我是自由的，但我可以独立吗？我们每个人都会再经历一遍最初的恐惧和希望。我希望依照我的需要和边界去结束，希望你也这么做。这是一种新式的结束，至少到目前为止它是完成的。所以，表达我们的怀疑、恐惧和感恩吧——表达这一次让我表达出完整体验所必需的任何东西。（Arnold Beisser in "Gestalt Evaluation：Individual Case Study"［未刊］）。

基本假定

　　基于消除-症状的心理治疗中，治疗结束的标准相当直接：要么症状消失，要么治疗师、来访者或双方共同确定治疗无法消除这个症状。在以探索来访者自体过程为基础的格式塔治疗中，我们必须超越这些简单的观念。

　　我们要回到基本的假定。因为我们并不打算"修复"（fix）

来访者，我们有一个理论假设，即我们所做的对来访者有帮助。大多数来访者确实希望他们的生活因他们在治疗中投入的时间、承诺及金钱而变得丰富，所以如果我们不相信——并且去检验——我们所做的在理论和实践上都能够做到，我们就难以真诚地进行格式塔治疗。下文对我眼中的格式塔治疗的基本假定进行了整理，我把它们看作对结束过程的介绍。

作为探索结束的一部分，我们回到起点，回到我们的基本原则，这是合乎时宜的。结束的问题必然有"我们做过什么?""我得到我想要的了吗?""有哪些我们没有做?"——这些问题要囊括一个整体概况，即最初我们计划做哪些事，以及实际上我们做了哪些事。

1. 每个人都会受伤（R.E.M 乐队的歌）

作为存在主义的治疗，格式塔并不希冀我们会一直快乐，或者事情不会再出错，抑或坏的事情不会发生在我们身上。实际上，我们可以确认艰难和顺利会继续共存。其实，如果某个人生活一直平稳顺利，我们通常可以假定，他把自己与世界隔绝开来，避免与现实联系中固有的困难和承诺充分接触，而且经常将困难转嫁给那些与之接触的人。

所以格式塔治疗的终止（起始）并不必然与来访者生活的困难程度有关。人们并不需要生活彻底崩溃了才来到治疗室，也没必要完全没问题了才离开。

2. 从操控环境以获支持移动向自体支持

早期我写过皮尔斯最初关于格式塔治疗目标的说法。写的是处理人生起伏的两种不同"本领"。在一个充满敌意的环境中，尤其是在童年时，学会的本领是避免不受欢迎的注意，表现自己的方式是让人们照顾你，避开你，或至少不要太频繁地伤害你。直接去做你想要或需要做的事情，或者直接回应别人的坐立不安或需要，都不是本领的一部分。

接触为相互控制所取代

格式塔治疗认为人类自然状态的本领始于与环境的接触，然后对环境进行攻击，也允许它来攻击你。所以在有敌意的环境中，我会发现环境的某些部分对我没有敌意（移开），或通过行动让它不那么有敌意（打电话给警察、对抗），抑或接受这份敌意，进而支持更高优先级的需要或承诺（抚养家庭、学习我重视的东西）。我一刻一刻地做出选择，以此来维护我的人性。我将自己定位，这样环境可以支持我做出这些选择。这是"自体支持"。关键是要再次注意这不只是为了自己。实际上，正是在有机体/环境的场中进行可接触且可选择的定位，使灵活的自体在格式塔治疗中得以浮现。

3. 从长期低级别突发事件到高级别但安全的突发事件

这里的意象（为此感谢彼特鲁斯卡·克拉克森）是学会适应鞋里的石头。我会长出坚硬的皮肤，在某种程度上保护我不受石头的伤害，我会采用尽量缓解不适的走路方式。然而，接纳不舒适是生活不可分割的一部分，我也会接纳降低敏感性、减少对脚的觉察，以及行走方式不平衡导致的姿势困难。

治疗会直接关注不舒服的中心，承认这实际上是痛的，也许选择停下来，脱鞋把石头拿出来。在自体层面上，我不再认同鞋里的石头，而是将其疏离为非客我，这样它就成为我能够与之联系，从而重新定位自己的东西。

从此例出发，这一要点意味着治疗师会支持并挑战来访者，以更高的勇气和回应-能力面对世界，并在面对困难时坚持自己的选择性。

治疗如何结束

现在我们准备就绪，去看看这对格式塔治疗的结束意味着什么。

首先，我们需要承认，并不是每一个人都想要我们所提供的东西。有些人希望在具体的行为变化上被操控，比如不再抽烟，不去面对任何问题。重要的是，清晰地知道我们提供什么，不能提供什么。就像晚期伊萨多·弗罗姆说的："你不是百货商店，你是精品店。"如果有人需要的治疗与我所提供的不同，我会转介。我在这里想说的重点是，如果没有好好地开始，那么想要好好地结束会很困难。对于我们两人都是合伙人的事业，我们需要一种完成感。

一旦双方同意我们的工作方式，我就会监督来访者自体支持的发展，以及从低级别突发事件到高级别突发事件的变化，那时来访者可以有选择地进行接触。从我的经验来讲，我会在双方共同的能量水平上与来访者相遇，去支持来访者希望做的工作。如果一段时间内我没有体验到这一点，我就会向来访者询问我们的关系中发生了什么。

在某个阶段，这一问题的答案将是来访者重新学习了自体支持的本领，无论目前经历怎样的困难，都足以保持其选择性和接触性，在日常生活中和与我相处中都是这样。那么这就是结束的时候了。通常我们共同商定这一步。有时候来访者会突然中止以避免感受更多的痛苦，或者这是其回避结束的习惯方式。我会阻止这种方式，因为它不仅无助于治疗结束，而且本身会变成一个"未完成事件"。当然，最终要和来访者一起做决定。

偶尔也有来访者言语上说想继续，但不再按合同行事。这可能涉及违反我们关于暴力或支付的合同条款，或拒绝对他们自己的过程负责，并依赖我去"解决"这些问题。也可能只是他们所上的课要求他们来，比如顾问或心理治疗。这些情况下，我会考虑单方面结束治疗，给予来访者足够的时间让他可以跟我告别，包括表达任何因为我中止了治疗而感受到的愤怒。我不喜欢这样做，但我无法真诚地与一个在合同理解上有所不同的人继续工作。

结束治疗的任务

即使治疗师和来访者都承认他们的工作到了告别的阶段，在结束前还是有些方面值得我们注意。治疗的悖论是，一段深刻和重要的关系到了终点，恰好是它达到最充分接触的时候。就好像我在对来访者说："只有在你困难的时候，我才会和你联系。"同时，来访者对于最终告别，很可能有他自己的困难。来访者那儿常会出现的问题是："我能忍受分离带来的痛苦吗？""我可以独立吗？""如果事情出了问题我还能回来吗？""如果不行，那么她在乎我吗？"来访者和治疗师都会有的问题是："我紧紧地抓住这段关系，是不是因为我不想失去别人（不管是情感还是经济上的考虑)？"就像治疗开始之时，治疗师的边界会在这里受到考验，而治疗师对此要有清晰的认识。

我认为结束的任务包括以下几项。

1. 离开治疗关系

其中一部分将是从关系中退一步，全面了解我们一起做的事情。改变了什么或谈及哪些，有哪些是未被提及的，有哪些特定的主题，以及这些主题目前呈现的状态如何？我们之间有什么潜在的探索是我们商议不开放的？

我们也需要清楚地认识到，关系真的结束了。作为一名治疗师，无论我如何努力地维护来访者的自主性，我都会成为一个可求助的人、一个倾听者、来访者生命中一个重要的人。来访者准备面对的生活里，不再有我来做这些事情。有些来访者会比较简单，他们在自己的环境中有很好的关系；对于其他一些人而言会比较困难，我们的结束会留下一个空洞，需要他们用别的方式去填补。我会在后面多讲一些。

一个不用结束的方式是说再见，直到我们下次见面，或到我再次需要你为止。我不接受这样的结束。我跟来访者说我们可能不会再见了，我们甚至不会再进行这样的治疗，但这不是我们结束的基础。关系真的结束了，不带有任何它会重新启动的期待。如果来访者不愿意接受这种对结束的理解，那么我会单方面说，在任何情况下我都不会和她再次工作。然后我们可以就来访者的回应进行工作，同时我澄清，对我来说这不是拒绝，而是保持明确的边界，在这个边界上结束的任务可以发生。

结束后，我对信件的看法与此类似。在我认为他们不是想重新开始这段关系时，我会读一些之前来访者的信。如果我确实如此感觉，那么我会让他们不要再写了。

2. 离开个人关系

我们同样要承认那些随着个人关系的结束而出现的感觉，并给予些时间。这些感觉有悲伤、快乐、恐惧，和/或愤怒、情境依赖，以及来访者设定结束的方式。来访者也想知道治疗师感觉到什么，这个结束如何影响着治疗师。

我希望能够结束所有我们之间公开的私事，包括遗憾和挫败。

3. 在没有治疗支持的情况下，重新定位以面对世界

治疗师在某些方面是一个容易感受到被支持的人。我会是可靠的，没有太多自己的议程，边界清晰。愿意在其他地方冒险寻找支持可能更困难。其他人也许太忙，或是希望讨论他们自己的问题，要不就只是给出建议。而这些是日常关系的东西，治疗中恰好可以避免。在这个意义上，离开一个约定好对来访者的成长做出承诺的人，意味着他"离开了家"，并面对孤独的恐惧。

对于一些来访者（"边缘型"），治疗通常在他们停止见我之后完成。他们的体验（始于和父母一起的婴儿期）是，进行一些独立的尝试是被拒绝的。所以他们要不黏得很紧（什么都好，但是有窒息感），要不逃离（都是坏的）。我的经验是，他们通常乱糟糟地离开，要么很快，避免面对我们的共同告别，要么充满愤怒，拒绝我们共同取得的成就。通常以前的来访者会再回来，或写信或打电话，以便稍后更充分地离开。

为了与本书的取向保持一致，我想避免去描述一个"正常"或"异常"的结束过程。我们有一个"自主的标准"：我们最后

结束的动作是不是统一，有活力，优雅，有能量，自由移动？如果不是这样，在我们分开前，如果有可能的话，仍然需要关注我们的接触场中的某些东西。

格式塔理论认同融合是最有可能在接触结束时（后接触阶段）出现的中断方式。值得注意的是那些依附于（可能是来访者也可能是治疗师）这段关系的尝试。

所以，在结束这本书之际，我意识到有些任务要在结束前完成：编辑、参考，等等。在那之前，我有完成前的恐惧：出版商会接受吗？人们会买吗？他们会喜欢吗？在我的生命里，也会有一个洞，是这本书占据了很多年的。书中的观点组织起了我的思考、教学和会议展示。那么然后呢?！

实际上，我觉察到了新的可能性。我在完全不同主题的会议上提供过工作坊，给报刊写论文，组织在美国的督导。我准备好了去冒险完成这本书。

那么简呢，我们虚拟/综合而成的来访者怎么样了？

简：我进入了一段新的关系，到现在已经 6 个月了，感觉非常棒。我有朋友、兴趣、很多我从来没想过会做的事。我感觉截然不同。

彼得：听起来你好像在总结我们在一起治疗的时光。你说的这些之中，有什么是关于我们的收尾的吗？

简：实际上我想过了。我的答案是有，但每次我想到这个就会感到害怕。感觉你是这些变化的一部分：没有你我能坚持这些吗？

彼得：我听到了和你第一次来这里时说的类似的话。这是以不同的方式行事吗？或是听从另一个人——我的指引？

对我来说，我会说那是你。当然你并不只做了我让你做的事。但你要为自己回答。由于问题的性质，在这个问题上，我无法帮你。

简：我明白你的意思。是的，我想我准备好了结束……同时我再次感到害怕……还有伤心。

就这样我们进入了尾声。写这些的时候我感到很伤心，想到和来访者的告别，想到即将到来的结束。

和我所说的结束过程保持一致，我会用一个章节总结概述格式塔治疗，正如我在本书中对它的概念化一样。

第十四章
格式塔治疗地图

阅读文献时，我发现的一个主要问题是，不同的作者使用不同的词来描述格式塔治疗（有时用相同的词描述不同的事物）。这些词包括：场理论、存在主义、现象学、接触、觉察、自体、自我、本我、人格、对话、实验、接触中断、神经症的层次……它们之间是如何相互结合的？是被拴在一起的，还是源于一个更基本的哲学视角？

我想通过展示我的格式塔治疗地图来完成这本书，从格式塔治疗最初的哲学原则到它在具体心理治疗方法中的表达方式。这章尤其适合格式塔治疗师，他们希望了解我在格式塔理论各个方面的立场。我也热切地鼓励其他人绘制自己的"地图"，来展示对他们来说，这一理论是如何联系在一起的。

地平面：场

格式塔场理论从整体论开始。不是某"物"接触他"物"，而是"接触是最纯粹的第一现实"（PHG）。PHG一遍遍地反复强调：

"……通常我们所指的是一个互动场，而不是被隔离的动物。有机体在这个巨大的场中移动，内部结构复杂，像一只动物，貌似它独自发声也说得通……但这纯粹是个幻象……"

所以人类的定义是人/环境场的定义，以及人在场中的创造性调整。人定义了创造性调整，而场内的调整过程同样甚至更多地创造/定义了人。

对格式塔场理论详细的探索请参见第二章。

存在主义和现象学

存在主义是对柏拉图和笛卡尔思想中所固有的二元论哲学的颠覆：本质与物质，身体和灵魂。存在主义把实存的"是性"（is-ness）放在首位，而不是其他任何属性。重视人们所做出的选择，以及人们与世界中既定事实的关系，比如与死亡的关系，这正是格式塔场理论所提供的。场是首要的，体验来自场，"自体"和"他者"是场的过程，我们的选择设定了场，意义产生于场的互动，而不是预先存在的"本质"。与亚里士多德所说的"未经审视的人生不值得活"不同，我们更愿意说"未活出来的生活不值得检验"。波尔斯特夫妇曾说："存在着的，就是存在；一个接着另一个。"现象学认定，虽然我们感知的东西被我们的先入之见和观察方法所渲染，但我们可以学着去密切关注我们所感知的现实，关注感官告诉我们的东西。我们还可以学着去了解我们给一个情境带来了什么样的先入之见，并将它们悬搁，从而获得一种与我们的环境直接接触的能力。请注意这与格式塔治疗中"觉察连续谱"的相似性。

格式塔中不存在"意识"和"身体"的二元论：没有身体就没有体验。这和梅洛-庞蒂（Merleau-Ponty, 1962）的存在主义相关，他将"活的身体"（lived body）视为体验的基础。

身体体验"既定的"现象学基础和对环境可能性的瞬间觉察（PHG 称之为"本我"）构成了接触和意义形成过程的基础，我现在将讨论这些过程。

图形-背景

自我功能的认同和疏离不只帮助我们定义自体和他者。它们本身就是创造性调整的过程。在"既定物"／"本我"之外，我认同环境中有趣、新奇的或我需要的东西（形成图形），疏离那些目前我不感兴趣的东西（作为背景）。就是说，讨论自我功能时，我们讨论的是图形/背景的结构：这二者是同一行为的不同表述。格式塔理论称这个相同的过程为：觉察、选择、创造性调整、攻击、回应-能力，以及接触/后撤。这些是同一过程的各个方面。①

这个过程虽然被命名了，但注意它不是"内部的"或"思想

---

① 我知道，这些概念之间有着细微的区别（感谢加里·扬特夫向我指出这一点）。就我自己而言，我认为强调这些区别得不偿失。例如，在接触进行区分时，"觉察"往往就只变成了一种感知，但在文献的各个部分中，它们都是在形成图形和背景的过程即格式塔形成中被识别的。

总之，说它们都是同一过程（自我功能运作）的各个方面更简单，而且，在所有格式塔的复杂理论中，任何不是错误的简化都是受欢迎的。

的"，也不必然是言语的，而是在场中定位和行动的过程，包括互动、运动、沟通，以及感觉和情感。虽然我们可以将它们分开，并在做之前思考我们在做什么，但它们本身不是分离的。某些情境太过复杂，选择太过严峻，所以我们需要停下来，做之前先想一想。这个停下和考虑降低了我们与环境接触的活力，但是某些情况下（比如，我与有权势的人进行谈判）我乐于避免一些潜在活力！这时候的分离是对接触过程的中断（称为"自我中心"），是为了与复杂环境进行有效的接触。

在第三章有关"创造性调整"的内容中有更深入的讨论。

对话式治疗

格式塔治疗对话式方法的基础是，格式塔场理论本身就是对话式的：治疗师和来访者在他们的接触中共同创造彼此。对话指向的是场，不是个体。因此，治疗师提供了一个他者，来访者在与他者的关系中探索自体，这是一种特殊的对话，不局限于口头交流，还包括我们对彼此采取行动并期待对方对我们采取行动的整个过程。此对话中的问题是：来访者如何向我展示自己？来访者如何鼓励或挫败我对她的展示？来访者认同怎样的性格特质——"我是这样的"（PHG 称为"人格功能"）？当来访者带来主题、梦、记忆时，它们在此时此地重要的是什么，她说这些是想从我这里获得什么？我在此处想获得什么，哪些部分是有效的治疗，哪些被来访者的期待所引导？回到对场理论原理的讨论中，对话是"奇异性原则"（principle of singularity）的一个例子：在独特的场中创造出独特的人。

实验

与我成为自体相关的他者不仅仅是其他人。根据第二章讨论的"可能相关性原则",它还包括我的整体环境,包括我周围无生命的物体,以及我的功能运作中,目前我否认的、作为他者的那些方面。在格式塔实验中,我可以探索我如何与其他方面联系,并尝试新的连接方式。因此在与无生命环境的关系中,我可以探索感官的使用:看、摸、闻。或探索我的喜好:我喜欢这个,不喜欢那个,或这方面而不是那方面,抑或这是我对这个环境的情感回应。对于我否认的那部分功能,我可以与之对话——著名的格式塔"空椅子"。其目的是创造一个"安全的突发事件":在安全的地方,我可以接受离开舒适区的焦虑,并冒险做些不同的举动。

当然,在向来访者提供实验时,我也在进行前文意义上的对话。我把自己设定为实验的提供者时,鼓励了来访者把自己设定为接受我建议的人。因此我需要决定,对某个特定的来访者这样做是否有所助益。比如一位顺从的来访者,我会非常谨慎地不提供实验,因为我可能期待来访者为我做这些,而不是询问他自己是否有兴趣并愿意做我所要求的事情。我的首要原则是,除非我有充分证据表明来访者愿意对我说"不",否则我不会引入实验,即使/特别是当来访者希望我告诉他怎么做时。

一个习惯性说"不"的来访者,冒险接受我的建议本身就可以是个实验,把我设定为一个既安全又和来访者处于同一阵营的权威之人。在这种情况下,我必须特别注意不要期待任何特定的结果，准备好去探索来访者对之说"不"的过程，以及说"是"的结果。

这里和其他地方一样，重要的因素是改变的悖论。实验目标不是鼓励来访者最终采取不同的行动，而是请他们以一种特定的存在方式从融合中移动出来，这样那个存在方式及其备选方案就获得了觉察。我所说的区别在于，来访者的意识接受了他在哪里，以及他与他在哪里的融合，所以觉察是不可能的。

第九章更详细地研究了"对话和实验"，以及二者之间的关系。

接触中断

人类的一个基本能力是可以超越情境：在这一情境中，如果我们发现接触过程让人过于焦虑，或不符合我们的喜好，我们可以中断它。有些评论家说格式塔理论认为"中断"本身是不好的，有的人同意这一点，有的人则对格式塔进行各种各样的"重新解读"，让中断恢复正常，或不再称其为"中断"。但从PHG的观点来说，这非常清晰明了：神经症的基础不是接触中断，而是自我功能丧失，是失去了接触或中断过程的所有权和选择性。我到了一个特定的点，当我不再以这种特定方式进行接触，而我正在做的事情又没有形成图形时，有种不和谐的感觉。PHG谈到体验的自主标准：无论我体验的内容为何，我形成的图形是明亮、清晰、优雅、统一的吗？如果不是，若它是黑暗、困惑或缺乏能量的，则我回避了环境中的某些东西或是我的需要，这时背景从图形中提取了能量。

另一个经常被忽略的观点是，格式塔是一种强调治疗师和来访者之间非融合的治疗。以此方式，我们能够以不同的方式设定我们的互动。来访者可以中断接触，而治疗师不会被打断——从现象学上来说，治疗师不需要任何特定的接触，而是对来访者做的事感兴趣并与之连接。[①]

觉察循环

我认为这个理论概念不符合我在此提出的格式塔理论，我在第三章中解释了这个观点，但如果我们把延迟、思考和计划（PHG 称为"自我中心"）添加到关系中，那么它确实符合我们觉察中所发生的事情。这时，感觉/觉察/能量动员/最终接触行动，这个统一的活动变得分裂且又相继发生：这就是自我中心的目的，在困难的环境中延迟行动，在现实世界发生之前，我们想在幻想中先试一遍。

PHG 有自己的循环：前接触，既定/本我；接触，自我/形成图形和背景，最终接触，形成完整清晰的图形，对背景无兴趣；后接触，回到本我。其中每一个都涉及不同层面的感觉、觉察、能量动员、行动和接触。每个方面都有关联，这和辛克的循环相反，辛克的循环大多在心灵内部。所以这只是表面看起来相似的理论，但是实际上，底层假定和哲学观截然不同。

---

① 同样，惠勒和其他人强调"背景的结构"，假定来访者的图形就是治疗师的图形，来访者的背景就是治疗师的背景，即融合！我无法注意背景——当我这样做的时候它就成了图形。可是，我的图形没必要，通常也并不是来访者的图形。

神经症的层次

这个很适合放进地图里。"僵局"是我们存在式地冒险去超越我们的认同/"人格功能"/"角色扮演层",并体验这样做所带来的焦虑的地方。"内爆"是一种转变,从自我功能丧失、简单地"做我正在做的事",到面对"我选择什么"的存在主义问题,以及让自己陷入困境的冒险。起初我迷路了,没有外部路标,没有能量可去之处("内爆"),之后我进行选择,引导能量,统一、充满颜色、优雅地"外爆"(自主标准)。从这个视角看,很明显格式塔的实验处于从超越角色扮演的人格,移动向觉察自我功能丧失,进而陷入僵局之地。从这个角度看,埃尔温·波尔斯特的新书《自体人群》(*A Population of Selves*)将格式塔治疗重新定义为角色扮演层的治疗,而不是存在的僵局,这也是挺有意思的(见 Philippson,1996)。

结论

我希望这场关于格式塔理论不同部分的探讨能使其有效结合,在格式塔场理论中产生并形成一幅有用的格式塔"全景图"。我知道这是许多可能的地图之一,不同的格式塔理论家以不同的方式绘制地图。我希望每张地图都能被详尽描述(就像波尔斯特做的那样),这样,在清晰的图形之间就有了对话的可能。我希望那些教授和学习格式塔治疗的人也多注意自己取向的整体地图，这样他们所使用的各种术语之间的相互关系清楚明了，而非支离破碎。

这本书中，我尝试提出一个连贯的、哲学上有说服力的格式塔治疗叙述。我发现这是一项艰巨的任务：这个方法实践起来（做治疗师或来访者都如此）比写在纸上的文字清楚多了。词汇不能替代体验！我希望无论如何，我对格式塔理解的一些内容可以传递给你——读者。基于对对话的兴趣，希望我能得到一些反馈。

我也意识到我对格式塔治疗的理解是如何发展的，以及会如何继续发展。这一理论的叙述不可能也不应该是最终版，我相信如果以后再写作，我会有些不同的说法。我希望在理论上能展开更多的辩论，看到致力于格式塔治疗的国际期刊越来越多，我为之深受鼓舞。

回顾我所写的内容，这是一个对 PHG 的主题的重述，我惊讶于从如此强大而多样的个性的影响中提炼出如此连贯的取向所涉及的洞察力。我经常向格式塔和非格式塔的听众介绍"格式塔是关系式自体的治疗"，这种介绍通常是体验上的，有时则通过展示一段视频，我享受这种取向的力量和活力给参与者带来的震撼。我形成了一种信念，即使是相对较短的体验，也会浮现出一些东西。希望我设法传达了通过这种方式工作的兴奋和信任。

第十五章
来访者的信——来访者对治疗的观点

彼得让我写一写我所经历的变化，从那么分裂的状态到几乎成为一个整体的过程。我不习惯这样写我自己，除非我把我的话告诉彼得，因为我们似乎都很信任他，这有助于我们更清晰地思考。

所以——

亲爱的彼得：

我和你治疗到现在大概有 10 年了，一直以来我并没有改变。我依然是我的伴侣所爱的女人。但同时，我又完全变了。我不再是一个机器人，自动地回应每一个遇到的情境。我能够识别自己的感受并选择我喜欢的方式进行回应。生活变得更加难以理解，更加痛苦，同时我很高兴地说，更加令人喜悦。

我记得第一次来见你时，我们讨论了我对朋友说的那个巨大谎言。就是关于在公园被强暴的，实际上我只是被一个14 岁左右的年轻人骚扰。那个男孩以明显的性暗示骚扰我，这让我十分震惊，感觉我真的遭到了粗鲁的性侵犯。我需要讲一个故事来表达我的感受。我不能说出真相，因为没有人会理解我所处的震惊状态、我深刻的痛苦和不知所措，以及我所经历的强烈恐惧。目前我身上没有任何事情可以解释我反应的强烈性。

见到你之前，我的世界就是这样。我不断地被触动，感受到和我当下完全不同步的情绪。我会经常看到些不存在的东西，经常说些我不在想的事情。有些东西我好像并没有经历过或学到过却知道。比如13岁的时候，我和我的高中科学老师说起男士的蒸汽浴，讨论里面发生些什么。我知道他不相信我去过，但同时我也讲述了见闻，如果我没亲身经历我是不会知道的。我们都很困惑。我觉得自己好像在撒谎。我不知道自己是怎么知道这些事的，但是我确信我是对的，从他的反应中，可以看出我所说的细节确实很准确。

对我来说，内心分裂就是这样的。我一直试图说服自己我是正常的，我和其他人没有什么不同。现在我对我的经历有了不同的理解。我知道有时候另一部分的我在感受着并/或对你说话。我逐渐明白，我的其他部分在说话、感受和记忆，与此同时，我仍然是我。

这么多的我，或者应该说，这么多的我们，已经被关了这么久。我想有一些我并没有出生，因为我从出生就开始被虐待。我记得一次治疗时，我体会了干净、纯粹和贞洁。那是我从未经历过的体验，从来没有。那不是我失去的一部分，而是在那之前好像从未存在过的部分。你和我一起寻找我自己，我现在成为一个整体，而不再是一堆碎片。我自己的内在图像不断变化。我经常要把很多零件集中到一起才能组成一个部分，形成破碎镜子的一个碎片。比如，必须处理那么多死亡细节的那部分我也是破碎的。她有一部分处理被冻死，另一部分处理肢解，还有一部分要埋葬，等等。在我看来，好像我人格的不同部分、我去感受或理解事物的能力，也和她的那些部分一起被隔离了。

现在这么多的我回来了，我有了更广阔的体验。我不再那么偏执，那么充满防御，那么自我破坏。我更能以适当的情绪去回应某个情境。比如我作为老师的工作，最基本的就是和学生建立关系。过去，对于那些常见的青少年行为，我感到困惑，并想办法去控制我所无法理解的事。现在，由于我找回了青少年的自己，我可以领会学生们承受的压力，以及他们对我这个成年人有什么需要。我和他们拉开了距离，更尊重他们试图定义自己的过程。在认识你之前，我不可能理解这一点。过去我把自己定义为僵硬、呆板、倔强的人，我认为这就是我。我从来没经历过青春期的那些问题：我是谁？我想成为什么样的人？这些好像在很久之前就已经决定了，在我童年时，塑造我的人用他们的意象创造了我。

关键是，十年前我感受不到对别人的共情，因为我错过了这些对别人来说很平常的经历。我的一些基本部分留下来了，以便抚养她们自己，这完全在我的觉察之外。我无法碰触她们。我甚至不知道她们在那里。但是，在你和我的治疗中我找到她们了。尤其是你，当她们出现时，你认出了她们，愿意倾听，甚至向她们和我伸出了手。我们觉得被你看见了。我们觉得可以做自己。如果我们不能说话，那你就用其他的方式倾听。如果我们讲不通，你就让我们讲不通，并尽你所能。这就够了。

你教会我这样做。你让我看到如何倾听自己。就那么简单。所以现在如果有人内在地表达一种与当下不同步的感觉，或说一些与现在发生的事不符的话，我就知道如何倾听她。我知道她在那一刻可以提供一些有价值的东西，实际上她是我的一部分。逐渐地，我开始不再需要这样和自己说话了。渐渐地，我们成为我们都是的那个女人的一部分。我开始了解我自己，不必再参考那些不同的部分去了解我想要什么，我需要知道什么，我是谁，接下来我要做什么。

我很开心，我足够幸运，有你和约翰做我的治疗师。你们共同为我提供了活出自己的机会。我的有些部分无法跟你说话，但和约翰说很容易。如果一位被我们投射了，或是让丑陋的移情的那部分与我们保持距离，那么我们总是奢侈地拥有你们其中的另一位待在我们身边。我们之中，可能有人恨你，但和约翰是朋友，或害怕约翰而把你当成知己。我知道你们会共同探讨我的发展过程，这也提供了安全网。重要的是一直都有人在我们身边。这是必要的，因为我不认为我会一直站在自己这边。

我认为有两个男性治疗师对我来说很重要。如果跟一位女性工作的话，我可能无法达成现在这些进步。我会觉得太害怕而不能工作。我无法信任她，也不可能一开始就尊重她。不过，有一天我们会愿意与女性治疗师工作。只是想一下都觉得害怕，但如果我们想成为一个整体，这是必要的。毕竟我们是女人。我很高兴现在我结交了女性朋友，并享受她们的陪伴。我开始学习作为女孩是什么样的。我和女孩及女人交谈。我开始与她们有共同之处。虽然被我们的妈妈严重伤害，但我们现在开始理解，她不是所有女人的象征。作为女精神病患者，我们的妈妈处在她的窘迫境遇中，但这是不常见的。她的自体憎恨属于她自己，不再是我们的了。我们和她分离了。因为这个，我能够活得像我选择的那样，而不是她让我活的那样。

所以，我努力地做我自己，我认为我成功了。以前我觉得我的身体里包含很多个体。现在我感觉到完整，是一个包含不同部分的个体。对我来说，对我自己的这两种认知有着巨大的差异。我的变化很快，我知道一年后我再读这封信，内容仍然是对的，但是看起来会不那么完整。我猜到那个时候我的语言会有所改变，也许不再用"我们"，而是"我"写给你。

彼得，和以往一样，谢谢你的倾听。

参考文献

Bateson, Jackson, Haley &- Weakland (1972) "Towards a theory of schizophrenia" in Bateson (ed.) *Steps to an Ecology of Mind*. Ballantine Books, New York.

Coveney, P. &- Highfield, R. (1991) *The Arrow of Time*. Flamingo, London.

Crocker, S. F. (1981) "Proflection." *The Gestalt Journal*, Vol. 4, No. 2. Highland, NY.

Dossey, L. (1982) *Space, Time and Medicine*. Shambhala, Boulder.

DSM-IV (1994) *The Diagnostic and Statistical Manual of Mental Disorders*. American Psychiatric Association.

Enright, J. (1970) "An Introduction to Gestalt Techniques." In Fagan &- Shepherd (op. cit.).

Erickson, M. H. (1980) *The Collected Works of Milton H. Erickson on Hypnosis*. (4 volumes) Ed. E. L. Rossi. Irvington, New York.

Fagan &- Shepherd (eds.) (1970) *Gestalt Therapy Now: Theory, Techniques, Applications*. Science and Behavior Books; Palo Alto, CA.

235

Friedlaender, S. (1918) *Schöpferische Indifferenz*. Georg Muller, Munich.

Friedman, M. (1990) "Dialogue, Philosophical Anthropology, and Gestalt Therapy." *The Gestalt Journal*, Vol. XIII, No. 1, Highland, NY.

From, I. (1984) "Reflections on Gestalt Therapy after Thirty-two Years of Practice: A Requiem for Gestalt." *The Gestalt Journal* Vol. VII No. 1, Highland, NY.

Gell-Mann, M (1994) *The Quark and the Jaguar*. Little, Brown, London.

Gleick, J. (1987) *Chaos: Making a New Science*. Viking Press, New York.

Goldstein, K. (1939) *The Organism*. American Book Company, Boston.

Greenberg. E. (1989) "Healing the Borderline." *The Gestalt Journal* Vol. XII No. 2, Highland, NY.

Greenberg, E. (1991) *Special: The Diagnosis and Treatment of Narcissistic Disorders*. Gestalt Center of Long Island 14th Annual Conference Presentation.

Haley, J. (ed.) (1971) *Changing Families*. Grune & Stratton, New York.

Harris, J. (1996) "Silence in Groups." *British Gestalt Journal* Vol. 5 No. 1.

Hill, R. B. (1979) *Hanta Yo*. Futura, London.

Kernberg, O. (1975) *Borderline Conditions and Pathological Narcissism*. Science House, New York.

Kirschenbaum, H. & Henderson, V. L. (eds.) (1990) *Carl Rogers Dialogues*. Constable, London.

Kohut, H. (1977) *The Restoration of the Self*. International University Press, New York.

Kuhn, T. (1970) *The Structure of Scientific Revolutions*. University of Chicago Press, Chicago.

Land, E. (1977) "The Retinex Theory of Color Vision." *Scientific American*, Dec. 1977.

Lasch, C. (1979) *The Culture of Narcissism*. Norton/Abacus, London.

Latner, J. (1983) "This is the speed of light: field and systems theories in Gestalt therapy." *The Gestalt Journal* Vol. Ⅵ No. 2, Highland, NY. 另参见 *The Gestalt Journal* Vol. Ⅶ No. 1 (Spring 1984) 全部有关拉特纳论文和格式塔理论的辩论。

Latner, J. (1986) *The Gestalt Therapy Book*. The Gestalt Journal Press, Highland, NY.

Lao Tse (1972) *Tao Te Ching*. Tr. Feng, G. & English, J. Wildwood House, London.

Mahler, J. S., Pine, F., Bergman, A. (1975) *The Psychological Birth of the Human Infant*. Basic Books, New York.

Maslow, A. (1968) *Toward a Psychology of Being*. Van Nostrand, New York.

Masterson, J. F. (1981) *The Narcissistic and Borderline Disorders*. Brunner Mazel, New York.

Merleau-Ponty, M. (1962) *Phenomenology of Perception*. (C. Smith, trans.). Routledge & Kegan Paul, London.

Palazzoli, M. S., Boscolo, L., Cecchin, G. & Prata, G. (1978) *Paradox and Counter-Paradox*. Jason Aronson, New York.

Parlett, M. (1991). "Reflections on Field Theory." *British Gestalt Journal*, Vol. 1, No. 2.

Peat, F. D. (1994) *Blackfoot Physics*. Fourth Estate, London.

Perls, F. S. (1947) *Ego, Hunger and Aggression*. Allen Unwin, London.

Perls, F. S. (1948) "Theory and Technique of Personality Integration." *American Journal of Psychotherapy*, Vol. 2 No. 4 (Oct. 1948), reprinted in Stevens (1975).

Perls, F., Hefferline, R., Goodman, P. (1994/1951) *Gestalt Therapy: Excitement and Growth in the Human Personality*. The Gestalt Journal Press, New York.

Perls, F. S. (1978) "Finding Self through Gestalt Therapy," in *The Gestalt Journal* Vol. I No. 1 (Winter 1978), Highland, NY.

Perls, F. S. (1969) *Gestalt Therapy Verbatim*. Real People Press, Moab.

Perls, F. S. (1973) *The Gestalt Approach and Eye Witness to Therapy*. Bantam Books, New York.

Philippson, P. A. (1990) "Awareness, the Contact Boundary and the Field." *The Gestalt Journal* Vol. XIII No. 2, Highland, NY.

Philippson, P. A. (1991) "Gestalt Reconsidered Again." *British Gestalt Journal* Vol. 1 No. 2.

Philippson, P. A. (1995) "Two Theories of Five Layers." *Topics in Gestalt Therapy*, Vol. 3 No. 1, Manchester.

Philippson, P. A. (1996) A Population of Gestalt Therapies: A Review of Erv Polster's *A Population of Selves*. *British Gestalt Journal* Vol. 5 No. 1.

Philippson, P. A. & Harris, J. (1992) *Gestalt: Working with Groups*. Manchester Gestalt Centre.

Polster, E. & M. (1973) *Gestalt Therapy Integrated*. Brunner Mazel, New York.

Resnick, R. (1995) "Gestalt Therapy: Principles, Prisms and Perspectives." *British Gestalt Journal*, Vol. 4, No. 1.

Rogers, C. (1951) *Client Centered Therapy*. Houghton Mifflin

Rossi, E. L. (1986) *The Psychobiology of Mind-Body Healing*. Norton, New York.

Smith, E. (ed.) (1977) *The Growing Edge of Gestalt Therapy*. Citadel Press, Secaucus, NJ.

Smuts, J. (1996) *Holism and Evolution*. Gestalt Journal Press, Highland, NY. 初版于 1925 年。

Stern, D. (1985) *The Interpersonal World of the Infant*. Basic Books, New York.

Stevens, J. (1975) *Gestalt Is*. Real people's Press, Moab.

Stolorow, R. , Atwood, G. & Brandchaft, B. (1994) *The Intersubjective Perspective*. Jason Aaronson Inc. , Northvale, NJ.

Tobin, S. (1982) "Self-Disorders, Gestalt Therapy and Self Psychology." *The Gestalt Journal* Vol. V No. 2, Highland, NY.

Waldrop, M. M. (1993) *Complexity*. Viking Press, London.

Ward, C. (1993) *Fringe Benefits*. New Statesman and Society, London, 17/31 Dec. 1993.

Wheeler, G. (1991) *Gestalt Reconsidered*. Gestalt Institute of Cleveland Press, Cleveland.

Yontef, G. (1988) "Assimilating Diagnostic and Psychoanalytic Perspectives into Gestalt Therapy." *The Gestalt Journal* Vol. XI No. 1, Highland, NY.

Zinker, J. (1977) *Creative Process in Gestalt Therapy*. Vintage Books, New York.

Zinker, J. (1994) *In Search of Good Form*. Jossey-Bass, San Francisco.

Zohar, D. (1991) *The Quantum Self*. Flamingo, London.

索 引

（按汉语拼音顺序排序）

专有名词

241

术　语